结核病诊疗 与管理质量控制手册

JIEHEBING ZHENLIAO YU GUANLI ZHILIANG KONGZHI SHOUCE

◎ 刘爱梅　韦永忠　刘存旭　主编

U0396865

广西科学技术出版社
·南宁·

图书在版编目（CIP）数据

结核病诊疗与管理质量控制手册 / 刘爱梅，韦永忠，
刘存旭主编 . —南宁：广西科学技术出版社，2021.8（2024.1 重印）
ISBN 978-7-5551-1495-6

Ⅰ . ①结⋯　Ⅱ . ①刘⋯　②韦⋯　③刘⋯　Ⅲ . ①结核病
—防治—手册　Ⅳ . ① R52-62

中国版本图书馆 CIP 数据核字（2021）第 166735 号

结核病诊疗与管理质量控制手册

刘爱梅　韦永忠　刘存旭　主编

策划编辑：罗煜涛		装帧设计：韦娇林	
责任编辑：李　媛		责任印制：韦文印	
责任校对：梁诗雨			

出　版　人：卢培钊
出版发行：广西科学技术出版社
社　　　址：广西南宁市东葛路 66 号　　　　　　邮政编码：530023
网　　　址：http://www.gxkjs.com
印　　　刷：北京虎彩文化传播有限公司

开　　　本：889 mm×1194 mm　1/16
字　　　数：210 千字　　　　　　　　　　　印　　张：7
版　　　次：2021 年 8 月第 1 版
印　　　次：2024 年 1 月第 2 次印刷
书　　　号：ISBN 978-7-5551-1495-6
定　　　价：45.00 元

编委会

编写单位 广西结核病医疗质量控制中心
广西壮族自治区胸科医院

主　　编 刘爱梅　韦永忠　刘存旭

副主编 刘　桑

编　　者 林　岩　邓国防　吕康言
蒙志好　黄　葵　张　明
黄大勇　陈　波　吴庆国
张　凯　廖　燕　韦　洁
梁成员　黄丽静　龚春明
唐玉成

序

今年，正值中国共产党成立100周年，"学党史"成为大家的共识。对于结核病防控工作者来说，学结核病防控史（以下简称"结防史"）也是一件很有意义的事。说到结防史，柳州实在是一个非常值得记住的地方。1978年3月18日，"全国科学大会"胜利召开，邓小平同志在开幕式讲话中第一次将科学技术定义为生产力，大会制定了《一九七八至一九八五年全国科学技术发展规划纲要（草案）》。在此背景下，1978年5月25日至6月6日，卫生部医政局在广西柳州召开第一次全国结核病防治工作会议（以下简称"柳州会议"），参会人员800多人，历时长达13天。这是全国结核病防治工作停滞10年后里程碑式的一次会议，被公认为是我国结核病防治工作的振兴标志。这次会议通过数项重大决议，通过《全国结核病防治规划（1978—1985年）》，要求"查出必治，治必彻底"；要求建立健全各级结核病防治机构；决定于1979年进行第一次全国性流行病学调查；首次制定《肺结核分类法》和下发《关于肺结核化疗法的意见》；8月"全国结核病短疗程化学协作组"成立。时至今日，"柳州会议"的决议依旧对结核病防控有着深远的影响。

柳州有一个全国知名的结核病医院，即广西壮族自治区胸科医院（曾用名广西壮族自治区龙潭医院）。这是一个有着70年建院历史的结核病医院，也是一个朝气蓬勃的结核病防治机构。它不仅是广西结核病防治工作的骄傲，而且在全国也具有举足轻重的地位。在2018年的一次学术会议上，时任广西结核病医疗质量控制中心（简称"广西结防中心"）办公室主任刘爱梅介绍了异地患者管理的经验，令我印象深刻。此后的几年里，通过各种渠道，我了解到广西结防中心在广西牵头实施耐多药结核病患者的减免治疗项目，组织广西结核病诊疗质量控制，制定规范化结核病潜伏感染的预防治疗等。无论是在临床诊治方面还是在预防控制方面，都做出了极具特色的工作成果，尤其是在结核病质量控制方面，结合地区特点，做了众多开创性的工作，取得了明显的效果。

近期，当刘爱梅主编邀请我为《结核病诊疗与管理质量控制手册》作序时，我欣然答应了，一是出于对刘爱梅主编从事结防工作的敬佩，二是对本书内容的赞同。本书从结核病诊断质量控制、结核病治疗质量控制、结核病管理质量控制三个方面，用直观、简洁的方式呈现质量控制内涵，内容丰富而新颖，是指导基层结核病防治工作的实用书籍。这是对广西结核病质量控制工作的总结，对全国其他地方具有借鉴意义。该书的出版，无疑对今后结核病防治工作具有重要的实践意义。

衷心祝愿刘爱梅的团队今后取得更大的成绩，也祝愿广西结核病防治工作的明天更美好。

中国疾病预防控制中心结核病防治临床中心副主任
中华医学会结核病学分会前任主任委员
首都医科大学附属北京胸科医院副院长
2021 年 8 月

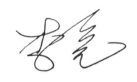

前　言

结核病是严重危害公众健康的全球性公共卫生问题，据世界卫生组织报告，2019年全球新出现结核病患者约 1000 万人，全球共有 46.5 万例利福平耐药结核病患者。我国新发结核病患者数量位居全球第 3 位，是全球 30 个结核病高负担国家之一，也是耐药结核病负担最重的 3 个国家之一，结核病防治形势十分严峻。耐药结核病的出现，除了患者依从性不佳导致的治疗中断，还有医务人员制定方案不合理、药物使用剂量不足的人为因素影响。要减少耐药结核病发生、控制结核病流行，必须要规范结核病诊疗行为，提高诊疗管理能力，保证治疗质量及提高治愈率。

《"十三五"全国结核病防治规划》《遏制结核病行动计划（2019—2022 年）》均提出，结核病定点医疗机构要按照诊疗规范等有关技术指南的要求，对结核病患者进行规范化诊疗，建立诊疗质量控制。为了提高结核病专科医师的诊疗能力，规范结核病诊疗行为，强化质量控制管理能力，广西结核病医疗质量控制中心组织区内外结核病专家编写了这本《结核病诊疗与管理质量控制手册》。

本书从结核病临床诊疗及管理工作实际出发，整合了世界卫生组织及我国发布的结核病相关规范指南，反映了国内外结核病诊疗的最新进展，可供广大结核病防治人员、结核病定点医疗机构医务人员及相关工作者借鉴和参考。同时，本着实用性和可操作性的原则，力求简明扼要，采用表格、流程等形式，为读者提供诊疗及管理工具，便于查阅及执行。

本书主要内容分为结核病诊断质量控制、结核病治疗质量控制、结核病管理质量控制三大部分，基本涵盖结核病临床处置及管理的各个方面。诊断质量控制包括结核潜伏感染干预及管理、肺结核活动性判断、气管支气管结核评估及处理；治疗质量控制包括抗结核治疗前基础情况评估、抗结核药物与其他药物相互作用、特殊人群用药等；管理质量控制包括利福平耐药结核病治疗管理、广西结核病定点医院专科考核、医院罹患活动性肺结核职工休假管理等。

尽管编写人员付出了巨大努力，但是由于时间仓促，加之水平有限，书中难免有不妥之处，恳请各位读者、专家提出宝贵意见，以供再版时修订。

编者

2021 年 8 月

目　录

第一部分　结核病诊断质量控制

1　结核潜伏感染干预及管理 ··· 3

  1.1　结核潜伏感染判定标准 ··· 3

  1.2　建议预防性治疗的结核潜伏感染高危人群 ·················· 4

  1.3　结核潜伏感染预防性治疗前临床适宜性评估 ··············· 5

  1.4　结核潜伏感染预防性治疗方案 ································· 6

  1.5　结核潜伏感染预防性治疗所致不良反应的处理 ············ 7

  1.6　结核潜伏感染预防性服药小结 ································· 8

  1.7　结核潜伏感染预防性服药知情同意书 ····················· 10

  1.8　定点医院门诊结核潜伏感染预防性治疗登记 ············· 11

2　肺结核活动性判断 ·· 12

  2.1　病原学阴性肺结核诊断 ··· 12

  2.2　肺结核疗程结束时转归评估 ···································· 14

3　气管支气管结核评估及处理 ····································· 15

  3.1　气管支气管结核的临床症状及表现 ·························· 15

  3.2　支气管镜检查前的风险评估及对策 ·························· 16

  3.3　气管支气管结核（TBTB）诊断 ······························· 17

  3.4　气管支气管结核分型及治疗 ···································· 18

第二部分 结核病治疗质量控制

4 抗结核治疗前基础情况评估 ······ 21

5 抗结核药物与其他药物相互作用 ······ 23

6 特殊人群用药 ······ 26

6.1 合并 HIV 感染 ······ 26

6.2 合并糖尿病 ······ 28

6.3 合并慢性肾脏疾病 ······ 31

6.4 儿童患者 ······ 32

6.5 妊娠期及哺乳期 ······ 33

7 肺结核合并咯血的治疗 ······ 39

7.1 咯血的常见原因 ······ 39

7.2 咯血的药物治疗与非药物治疗 ······ 40

8 中枢神经系统结核病治疗 ······ 42

9 利福平敏感或耐药性未知患者的治疗 ······ 44

9.1 利福平敏感或耐药性未知患者的治疗方案 ······ 44

9.2 常用抗结核药物推荐剂量 ······ 46

9.3 四联方抗结核药品固定剂量复合制剂的剂型、规格和用量 ······ 47

9.4 二联方抗结核药品固定剂量复合制剂的剂型、规格和用量 ······ 48

10 抗结核药物所致不良反应的处理 ························ 49

10.1 抗结核药物不良反应的处理步骤 ·················· 49

10.2 抗结核药物不良反应的鉴别及处理 ················ 50

11 抗结核药物性肝损伤 ································· 57

11.1 抗结核药物性肝损伤的相关危险因素调查 ·········· 57

11.2 RUCAM 因果关系评分量表 ····················· 59

11.3 药物性肝损伤的诊断 ························· 61

11.4 药物性肝损伤的处理 ························· 63

12 营养评估及干预 ···································· 64

12.1 营养风险筛查 ····························· 64

12.2 营养支持干预 ····························· 65

第三部分 结核病管理质量控制

13 利福平耐药结核病治疗管理 ······················· 71

13.1 利福平耐药结核病治疗前依从性教育 ·············· 71

13.2 利福平耐药结核病患者临床适宜性评估 ············· 72

13.3 耐药结核病治疗过程中依从性促进教育评估 ········· 73

13.4 耐药结核病的不良反应及疗效监测频率 ············ 74

13.5 抗利福平耐药结核病患者丢失原因调查 ············ 75

13.6 利福平耐药结核病患者死亡原因调查 ·············· 76

13.7 利福平耐药结核病患者治疗质量控制考核评分 ······· 77

14 广西结核病定点医院专科考核 ·········· 79

15 医院罹患活动性肺结核职工休假管理 ·········· 82

15.1 医院罹患活动性肺结核职工申请及注销休假管理流程 ·········· 82

15.2 职工申请及注销休假管理 ·········· 83

15.3 医院罹患活动性肺结核职工休假申请 ·········· 84

15.4 医院罹患活动性肺结核职工注销休假申请 ·········· 85

16 学校结核病防控 ·········· 86

16.1 学生晨检记录 ·········· 86

16.2 学生因病缺勤追踪记录 ·········· 87

16.3 学校结核病病例处置告知书 ·········· 88

16.4 省市县 / 区学校肺结核患者接触者筛查 ·········· 89

16.5 学校结核病密切接触者筛查结果判断 ·········· 90

16.6 学校结核病休复学条件评估 ·········· 91

16.7 肺结核患者休学诊断证明 ·········· 92

16.8 肺结核患者复学诊断证明 ·········· 94

参考文献 ·········· 95

缩略词汇表 ·········· 97

第一部分

结核病诊断质量控制

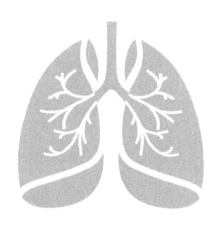

1 结核潜伏感染干预及管理

1.1 结核潜伏感染判定标准

表 1-1 结核潜伏感染（LTBI）判定标准表

| 免疫及免疫干扰 | 适用人群 | 结核菌素皮肤试验（TST） | | | | γ 干扰素释放试验（IGRA） | | LTBI诊断标准 |
		① TST < 5 mm	② TST ≥ 5 mm	③ TST ≥ 10 mm	④ 强阳性*	⑤ 阳性	⑥ 阴性	
无卡介苗接种史及非 NTM** 流行地区	所有人群							
有卡介苗接种史和/或 NTM 流行地区	HIV 阳性							符合第②、③、④、⑤项中的任意一项
	长期应用糖皮质激素、使用抗肿瘤坏死因子或其他接受免疫抑制剂1个月以上者							
	5 岁及 5 岁以上的未成年人和成人							符合第③、④、⑤项中的任意一项
与卡介苗接种及 NTM 无关	与病原学阳性肺结核患者密切接触的 5 岁以下儿童							符合第②、③、④、⑤项中的任意一项

注：*TST 强阳性指硬结直径≥ 15 mm 或局部出现双圈、水泡、坏死及淋巴管炎；

　　**NTM 指非结核分枝杆菌，广西为 NTM 流行地区

1.2 建议预防性治疗的结核潜伏感染高危人群

表 1-2 结核潜伏感染高危人群诊断及处理意见表

高危人群		LTBI 诊断标准（二者符合其一）		意见
		TST	IGRA	
HIV阳性	成年人和青少年	≥ 5 mm 或强阳性	阳性	LTBI 检测未检出而临床医生认为确有必要者，应接受结核的预防性治疗
HIV阴性	与病原学阳性肺结核患者密切接触的 5 岁以下儿童	≥ 5 mm 或强阳性	阳性	建议接受结核的预防性治疗
	5 岁及 5 岁以上的未成年人和成人	≥ 10 mm 或强阳性	阳性	
	准备接受透析治疗者、准备接受器官移植或造血干细胞移植者、硅肺患者、羁押人员、医疗卫生工作者以及吸毒人员	≥ 10 mm 或强阳性	阳性	
	长期应用糖皮质激素、使用抗肿瘤坏死因子或其他免疫抑制剂超过 1 个月者	≥ 5 mm 或强阳性	阳性	
	学校结核病密切接触者	强阳性	阳性	

1.3 结核潜伏感染预防性治疗前临床适宜性评估

表 1-3 结核潜伏感染预防性治疗前临床适宜性评估表

评估要点	评估内容	选项（"是"或"否"）
一、患者个人情况	1. 不属于低龄儿童（年龄＞10岁）	
	2. 家人知道自己的病情，有服药支持体系，包括家人、同学和学校校医的支持	
	3. 患者已经知晓自身病情、治疗目的、用药方案、可能存在的不良反应及如何应对等内容	
	4. 服药前已知依从性差，不能坚持规定疗程者	
二、抗结核药物用药史	5. 既往诊断 LTBI，不规律预防性治疗时间超过 1 个月者	
	6. 5 年内完成过规范抗结核治疗者	
三、医生评估患者是否适宜接受治疗（本栏目由医生评估）	7. 正在接受治疗的活动性病毒性肝炎或伴高酶血症者，有慢性肾病或肾小球滤过率降低者	
	8. 过敏体质患者，或身体正处于变态反应期患者	
	9. 癫痫患者、精神病患者，或正在接受抗精神病药物治疗者	
	10. 有明确耐利福平或异烟肼肺结核患者密切接触史，并近期感染，TST 强阳性者	
	11. 有血液系统疾病，血小板降低小于 $50.0 \times 10^9/L$ 者，白细胞减少小于 $3.0 \times 10^9/L$ 者	
四、适宜性评价	□第 4、5、6、7、8、9、10、11 项中有一项答"是"者，不纳入治疗	
患者签名：		年　月　日
医生签名：		年　月　日

1.4 结核潜伏感染预防性治疗方案

表1–4 结核潜伏感染预防性治疗方案

治疗方案	药物	剂量				用法	疗程
		成人（mg/次）		儿童			
		< 50 kg	≥ 50 kg	mg/（kg·次）	最大剂量（mg/次）		
单用异烟肼方案	异烟肼	300	300	10	300	每日1次	6～9个月
异烟肼、利福喷丁联合间歇方案	异烟肼	500	600	10～15	300	每周2次	3个月
	利福喷丁	450	600	10（5岁以上）	450（5岁以上）		
异烟肼、利福平联合方案	异烟肼	300	300	10	300	每日1次	3个月
	利福平	450	600	10	450		
单用利福平方案	利福平	450	600	10	450	每日1次	4个月

注：如果有明确传染源且传染源确诊为耐利福平或异烟肼患者，治疗方案应由临床专家组根据传染源的耐药谱制订，并须做详细的风险评估和治疗方案论证

1.5 结核潜伏感染预防性治疗所致不良反应的处理

表1-5 结核潜伏感染预防性治疗所致不良反应的处理表

不良反应	检查结果或临床表现		选项	处理
药物性肝损害	丙氨酸氨基转移酶（ALT）	1. ALT＜3倍正常值上限（ULN），无明显症状、无黄疸者		□选1：酌情停用肝损伤发生频率高的抗结核药，加强保肝治疗；排除肝脏基础疾病、感冒或服用其他致肝损害的药物；密切监测肝功能 □选2：停用肝损伤相关的抗结核药 □选3：停用所有与肝损伤相关的抗结核药
		2. 3倍ULN≤ALT＜5倍ULN		
		3. ALT≥5倍ULN		
	总胆红素（TBIL）	4. 2倍ULN≤TBIL＜3倍ULN		□选4：停用肝损伤相关的抗结核药 □选5：停用所有与肝损伤相关的抗结核药
		5. TBIL≥3倍ULN		
过敏反应	轻度	6. 出现皮肤瘙痒、皮疹、红斑等反应，可伴肝功能损害		□选6：予抗变态反应治疗，如伴肝损伤按药物性肝损伤处理
	重度	7. 全身皮疹伴全身症状，如发热、内脏功能异常，严重者累及黏膜，导致皮肤松解剥脱		□选7：停用全部抗结核药，采用标准的应急方案处理过敏；过敏状态完全恢复后，逐一试用抗结核药，从最不易引起过敏的药物开始，对高度可疑的药物原则上不再使用
血液系统不良反应	白细胞	8.（3.0～4.0）×10⁹/L		□选8或11：口服升白细胞药；继续按原方案治疗；密切监测血常规 □选9或12：立即停用利福霉素类药品；予升白细胞药、维生素等辅助治疗；密切动态监测血常规，必要时调整治疗方案 □选10或13：下病重通知，停用所有抗结核药物，卧床休息，防止内脏出血；予静脉升白细胞药，重组人粒细胞集落刺激因子治疗，必要时可输注成分血；建议患者到血液科做骨髓穿刺检查等，排除有无合并血液系统疾病
		9. 2.0×10⁹/L≤白细胞＜3.0×10⁹/L		
		10. 白细胞＜2.0×10⁹/L		
	血小板	11. 50×10⁹/L≤血小板＜70×10⁹/L		
		12. 30×10⁹/L≤血小板＜50×10⁹/L		
		13. 血小板＜30×10⁹/L		

1.6 结核潜伏感染预防性服药小结

结核潜伏感染预防性服药小结

预防性服药开始日期：　　年　月　日

未完成预防性服药疗程者，中断日期：　　年　月　日

未完成预防性服药原因：□不能耐受药物不良反应

　　　　　　　　　　　　□诊断为活动性肺结核

　　　　　　　　　　　　□其他

已完成预防性服药疗程者，完成日期：　　年　月　日

完成预防性服药疗程时胸片结果：□两肺心膈未见明显异常

　　　　　　　　　　　　　　　　□其他

　　　　　　　　　　　　　　　　　　　　医生签名：

广西壮族自治区结核潜伏感染预防性服药记录卡

　　　　　　　　　　　　　　门诊号：　　　　　　　编号：

姓名：　　　性别：　　　年龄：　　　电话：　　　　　身份证号：

家属姓名：　　　关系：　　　电话：

单位或学校（具体到班级）：

现住址：　　省（自治区）　　市　　区（市、县）　　　路　　号

筛查日期：　　年　　月　　日

TST 结果：　　mm ×　　mm（□双圈　□水泡　□坏死　□淋巴管炎）

IGRA 结果：□阳性　　　□阴性

胸片结果：

预防性服药对象：

　　1. 密切接触者（□学校密切接触者，□家庭密切接触者）

　　2. 免疫低下者（□ HIV/AIDS　□长期使用糖皮质激素　□糖尿病　□不满 5 岁儿童 / 老年人）

　　预防性服药方案［14 岁及以下的儿童按公斤体重计算用药剂量（不超过成人量），超过 14 岁者按成人用药剂量］：

　　　　□ 3HR（用法用量：　　H，　　R），

　　　　□ 3HRft（用法用量：　　H，　　Rft），

　　　　□其他方案

　　预防性服药开始日期：　　年　　月　　日

　　　　　　　　　　　　　　　　　　　　　医生签名：

领药记录
（包括接诊日期、不适主诉、不良反应、检查结果、领药量、医师签名，如中断或完成疗程，在封面页填写服药小结）

化验单粘贴页

1.7 结核潜伏感染预防性服药知情同意书

姓名：　　　　　　性别：　　　　　年龄：　　　　　服药记录卡编号：

电话：　　　　　　身份证号：

居住地址：

筛查日期：　　　年　　月　　日

TST 结果：　　　mm（□双圈　□水泡　□坏死　□淋巴管炎）

IGRA 结果：□阳性　□阴性

胸片结果：

尊敬的_____：

根据《国家卫生健康委办公厅关于印发中国结核病预防控制工作技术规范（2020 版）的通知》（国卫办疾控函〔2020〕279 号）等文件精神，对所有符合结核潜伏感染诊断标准，胸片正常且排除活动性结核病的密切接触者，在知情、自愿的基础上可进行预防性服药。为确保你能接受规范化的预防性服药，完成规定疗程，现将有关事项告知如下：

一、方案及疗程：异烟肼＋利福平（疗程 3 个月）；异烟肼＋利福喷丁（疗程 3 个月）；其他。

二、禁忌证：药物过敏、精神疾病、肝肾功能不全等。

三、可能出现的不良反应：胃肠反应、变态反应、肝肾功能损害、中枢神经功能障碍、过敏性休克、紫癜、末梢神经功能障碍、呼吸窘迫、暂时颜面色素加深、可能致孕妇胎儿畸形或流产等。

四、不良反应的监测：服药前需查肝肾功能和血常规；治疗 1 个月以内，每 2 周进行 1 次肝功能复查，以后每月 1 次常规检查肝肾功能和血常规；服药结束时需查肝肾功能、血常规和胸部 DR。服药期间如有不良反应，应随时进行相关监测。

五、其他事项：按时服药，定期监测；未经医生同意，接受预防性服药者不能擅自停药或改变方案。

□知情、自愿原则，我同意预防性服药。

□知情、自愿原则，我不同意预防性服药，现进行医学观察。如出现咳嗽、咳痰时间超过 2 周，咯血等肺结核相关症状，随时到定点医院就诊。如无不适，于筛查后第 3、6、12 个月到定点医院复查胸部 DR。

本人签名（未满 18 周岁者由家长签字）：

签字时间：　　　年　　月　　日

1.8 定点医院门诊结核潜伏感染预防性治疗登记

表 1—6 定点医院门诊结核潜伏感染预防性治疗登记表

登记日期	登记号	姓名	性别	年龄	现住址／学校班级	治疗方案	开始治疗日期	完成治疗日期	是否规律治疗	转为患者日期	经诊医生

注：登记号按年度内开始治疗的顺序号登记，编制方法为："年号＋登记流水号"，共7位数，其中前4位为年号，流水号每年从"001"号开始，如 2019 年第一个治疗的结核潜伏感染者，登记号为"2019001"。

2 肺结核活动性判断

2.1 病原学阴性肺结核诊断

表 2-1 病原学阴性肺结核诊断表

（诊断小组会诊前填写）

患者姓名：　　　　年龄：　　　　住院号：　　　　病区：　　　　主管医师：

	项目	结果	备注
问诊	活动性肺结核患者接触史	□有　　　　□无	
	肺结核可疑症状	□有　　　　□无	
	抗结核治疗史	□曾接受抗结核治疗，已完成治疗疗程 □接受不规则抗结核治疗超过 1 个月，未完成治疗 □接受不规则抗结核治疗不足 1 个月，未完成治疗 □无治疗史	
	艾滋病、糖尿病、长期透析、长期使用糖皮质激素、使用抗肿瘤坏死因子或其他免疫抑制剂超过 1 个月	□有　　　　□无	
相关检查	病原学	□涂片、分枝杆菌培养、分枝杆菌核酸检测阴性	
	影像学	□典型表现（病灶分布在结核好发部位，多部位，多形态，密度不均匀） □不典型表现	如选不典型表现，建议抗感染治疗
	病理学（非必检，依据技术条件开展）	□穿刺物涂片、活检组织病理学检查阴性	
		□肺外组织病理检查证实为结核病	需抗结核治疗
		□未检查	

续表

	项目		结果	备注
相关检查	免疫检查（选其中任意一项检查）	结核菌素皮肤试验	□直径小于 10 mm □中度阳性或强阳性	
		γ干扰素释放试验	□阴性　　　　□阳性	
		结核分枝杆菌特异性抗原皮肤试验	□阴性　　　　□阳性	
		分枝杆菌抗原或抗体	□阴性　　　　□阳性	
	纤维支气管镜（依据技术条件开展）		□镜下观未见异常 □镜下观提示支气管结核 □未检查	
	胸腔积液常规及生化检查		□渗出液*ADA ＞ 45 U/L □漏出液 ADA ＜ 45 U/L	
诊断性抗感染	诊断性抗感染治疗 2 周（前提是已选"影像学"的"不典型表现"）		□有　　　　□无	
诊断小组**会诊情况	诊断小组讨论的诊断结果		□诊断为活动性肺结核，需抗结核治疗	
			□诊断为非活动性肺结核，不需要抗结核治疗	
			□诊断性抗结核治疗，2 个月后重新会诊评估	
			□除外肺结核	
	会诊意见			
	会诊人员签名			
	会诊时间、地点		时间：　　年　　月　　日 地点：	

注：*胸液／血清蛋白＞ 0.5、胸液／血清乳酸脱氢酶（LDH）＞ 0.6、胸液 LDH 水平大于血清 LDH 正常值上限的 2/3，符合 3 项中的任意一项即可诊断为渗出液，3 项均不符合为漏出液；

**诊断小组：由 3 名以上医师组成，成员包括结核科／呼吸科、检验科和影像科医生

2.2 肺结核疗程结束时转归评估

表 2-2 肺结核疗程结束时转归评估表

（诊断小组会诊前填写）

患者姓名：　　　　　年龄：　　住院号：　　　　病区：　　　　主管医师：

项目			填写内容
治疗史	□不规律治疗或治疗方案不合理		方案： 治疗起止时间：
	□规律治疗且方案及疗程合理		/
临床症状	□好转		/
	□无好转或加重		目前症状：
相关检查	细菌学	□涂片阴性	/
		□分枝杆菌培养阴性	/
		□涂片阳性	耐药分子药物敏感试验（DST）结果：
		□分枝杆菌培养阳性	培养 DST 结果： 该菌株的耐药分子 DST 结果：
	影像学	□活动性	目前影像结果： 目前影像与既往影像对比：□吸收好转 　　　　　　　　　　　　　　□病灶增多
		□不确定	
		□稳定	
	病理学（非必检，依据技术条件开展）示活动性结核病变		部位标本： 病理结果：
	纤维支气管镜（非必检，依据技术条件开展）	□镜下观示活动性病变	镜下观：
		□镜下观示非活动性病变	
		□支气管肺泡灌洗液细菌学阴性	/
		□支气管肺泡灌洗液细菌学阳性	耐药分子 DST 结果：
诊断小组会诊情况	诊断小组讨论的结果		□建议停药，随访观察
			□延长治疗
			□更改方案
			□查找耐药证据
	会诊意见		
	会诊人员签名		
	会诊时间、地点		时间：　　　年　　月　　日 地点：

3 气管支气管结核评估及处理

3.1 气管支气管结核的临床症状及表现

表 3-1 气管支气管结核的临床症状及表现

征象		表现	选项（打"√"）
直接征象	典型临床表现	刺激性剧烈咳嗽，气管及中心气道狭窄时，咳嗽声如"犬吠"	
	影像	高分辨率CT、气管及支气管多维重建技术，提示气管、支气管内壁粗糙、不光滑，或伴有肺叶支气管、尖段支气管狭窄及闭塞	
间接征象	临床表现	咳嗽、气促、呼吸困难等症状与肺部病灶范围、严重程度不相符	
		抗结核治疗后肺部病灶吸收好转，但咳嗽等症状无改善	
		不明原因慢性持续性咳嗽、咳痰、咯血、喘鸣、声嘶及呼吸困难	
	影像	抗结核治疗过程中出现患侧病灶增多、增大，出现支气管播散病灶	
		阻塞性肺炎、肺充气不良、肺不张、局限性肺气肿及多叶段广泛病灶	
		痰抗酸杆菌涂片阳性而肺部无结核病灶	

注：符合任意一项即有检查纤维支气管镜适应证

3.2 支气管镜检查前的风险评估及对策

表 3-2 支气管镜检查前的风险评估及对策表

风险		对策
基础病	肺部疾病、心脏病、高血压病	评价心肺功能，治疗基础疾病
	有出血风险疾病（血液系统疾病、尿毒症、肝功能不全）	术前监测血小板计数、凝血酶原时间（PT）
服药情况	口服抗凝剂	检查前至少停药 5 天，或用小剂量维生素 K 拮抗
	口服氯吡格雷	检查前至少停药 7 天
	单用小剂量阿司匹林	不需停药
气管镜操作	介入性治疗前检查	术前行增强 CT 检查，以明确病变部位、性质、范围及其与周边毗邻器官（如血管等）的关系
	对血供丰富病灶的活检	采用细胞穿刺针先行针吸活检，若穿刺部位出血明显，应避免进行常规活检或换其他部位再取活检
	恶性气道阻塞的腔内介入治疗	常用电刀、激光及冷冻等，若出血较多，可采用气道内金属支架植入的方法将阻塞部位撑开
	高压球囊扩张治疗	所选球囊的直径不宜超过拟行扩张段气道的正常直径，球囊置入长度不宜超过所选球囊的长度；球囊扩张的初始压力不宜超过 3 个大气压，待确认初次扩张后无明显出血，方可逐步增加扩张压力；每次扩张完毕，须观察是否有明显出血，确认无明显出血再撤出球囊，出血多时实施压迫止血，适当延长压迫时间，同时做好外科手术干预的准备

3.3 气管支气管结核（TBTB）诊断

表 3-3 气管支气管结核诊断表

项目	选项	内容
诊断标准	□ 1	结核病临床表现及临床治疗反应
	□ 2	痰涂片、集菌抗酸杆菌阳性，最好是培养结核分枝杆菌（MTB）阳性
	□ 3	影像学改变（普通 X 线胸片一般表现为肺结核改变或无明显异常发现；气管支气管结核合并气道狭窄时可表现为阻塞性肺炎、肺充气不良、肺不张或局限性肺气肿）
	□ 4	结核菌素纯蛋白衍生物（PPD）试验阳性（≥5 mm）
	□ 5	支气管镜下直视的气管、支气管典型病变
	□ 6	支气管刷片或支气管冲洗液抗酸杆菌阳性
	□ 7	经支气管镜活检组织提示结核性病理改变
确诊标准	□ 5+6 □ 5+7 □ 2+5	
高度怀疑标准	□ 1+2+3 □ 1+3+4 □ 2+3 □ 3+4 □ 5 □ 6 □ 7	
分型	I 型（炎症浸润型）	
	II 型（溃疡坏死型）	
	III 型（肉芽增殖型）	
	IV 型（瘢痕狭窄型）	
	V 型（管壁软化型）	
	VI 型（淋巴结瘘型）	
命名	病因＋病变解剖部位＋分型＋并发症＋痰菌＋耐药情况＋治疗史（初复治）例如：右中间段支气管肉芽增殖型结核并右下肺不张、阻塞性肺炎，涂（＋），培（＋），耐多药（耐异烟肼、利福平），复治	

3.4 气管支气管结核分型及治疗

表 3-4 气管支气管结核分型及治疗

分型	镜下观	病原学	治疗	
			介入治疗	抗结核治疗
Ⅰ型（炎症浸润型）	黏膜充血水肿，表面可见粟粒状结节	+	吸引清除气道分泌物，局部喷洒抗结核药	1.抗结核药物全身治疗：①利福平敏感方案：2HRZE/10HRE*；②利福平耐药方案：参照《耐药结核病化学治疗指南（2019）》等；2.雾化治疗：异烟肼注射液 0.1～0.2 g/次，加入 0.9% 氯化钠注射液 20 mL，每日 2 次；阿米卡星注射液 0.2 g/次，加入 0.9% 氯化钠注射液 20 mL，每日 1～2 次
Ⅱ型（溃疡坏死型）	局部溃疡及坏死，易出血	+	吸引、钳夹清除气道分泌物，局部喷洒抗结核药，冷冻术	
Ⅲ型（肉芽增殖型）	局部肉芽组织增生，由损伤向修复过度	+/-	抗结核药局部加压注射、冷冻消融或冷冻切除增殖肉芽组织，热消融切除较大的增殖肉芽组织	
Ⅳ型（瘢痕狭窄型）	瘢痕形成，管腔狭窄闭塞	-	首选球囊扩张术，谨慎评估使用支架置入术；狭窄造成反复感染、有手术指征者建议手术切除	
Ⅴ型（管壁软化型）	软骨环缺失或断裂，管腔塌陷	-	支架置入术	
Ⅵ型（淋巴结瘘型）	纵隔或肺门淋巴结结核破溃入气道	+/-	淋巴结瘘破溃前期或破溃期，可局部给予抗结核药物、冷冻术、热消融疗法；破溃后期若存在瘘口肉芽组织，则给予冷冻术、热消融疗法	

注：2HRZE/10HRE 为强化期异烟肼（H）+ 利福平（R）+ 吡嗪酰胺（Z）+ 乙胺丁醇（E），服药 2 个月，巩固期异烟肼 + 利福平 + 乙胺丁醇，服药 10 个月

第二部分

结核病治疗质量控制

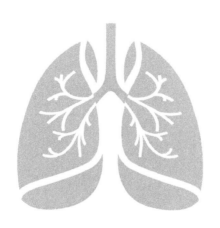

4 抗结核治疗前基础情况评估

表 4-1 抗结核治疗前基础情况评估表

目标人群	危险因素		是或否	处理方法
所有患者	症状	咯血		答"是",进入"7 肺结核合并咯血的治疗"
		体温高于 38.5 ℃		答"是",鉴别有无急性血播型肺结核、干酪性肺炎、肺外结核、合并感染
		头痛、神志淡漠		答"是",鉴别有无结核性脑膜脑炎,进入"8 中枢神经系统结核病治疗"
		短期内体重下降大于 5 kg		答"是",进入"12 营养评估及干预"
	体征	身高____m,体重____kg,BMI < 18.5 kg/m^2		
	既往史	糖尿病		答"是",进入"6 特殊人群用药"
		高血压病		
		冠心病		
		慢性肾病		
		艾滋病		
		病毒性肝炎、肝胆疾病		答"是",进入"11 抗结核药物性肝损伤"
		抗结核药物用药史		答"是",注意进行耐药筛查
		药物过敏史		答"是",评估严重程度,是否选择个体化方案
		抗结核药物不良反应史		
	个人史	嗜酒史		答"是",进入"11 抗结核药物性肝损伤"
		生食海鲜、鱼类、肉类		

续表

目标人群	危险因素		是或否	处理方法
所有患者	辅助检查	TBIL、ALT、AST、ALP 异常		答"是",进入"11 抗结核药物性肝损伤"
		肾功能异常		答"是",进入"6 特殊人群用药"
	影像学检查	气管、支气管狭窄;阻塞性肺炎		答"是",进入"3 气管支气管结核评估及处理"
		咳嗽剧烈,与肺部影像表现不符		
女性	育龄期女性			答"是",查尿 HCG 人绒毛膜促性腺素
	妊娠或哺乳			答"是",进入"6 特殊人群用药"

5　抗结核药物与其他药物相互作用

表 5-1　抗结核药物与其他药物相互作用

抗结核药物（A）	其他药物（B）	相互作用
氨基糖苷类	乙醚、甲氧氟烷、镁盐（注射）	使得神经肌肉阻滞作用加强，有引起呼吸麻痹的危险，避免并用（Ⅷ）
	呋塞米、依他尼酸	B 有一定的耳毒性，与 A 并用，耳毒性显著加强（Ⅷ）
	抗组胺（H1）药	B 可掩盖 A 的耳毒性，应予警惕
	右旋糖酐	肾毒性可加强
	地高辛	口服 A 可使 B 的肠道吸收减少
	氟尿嘧啶	口服 A 可使 B 的肠道吸收减少
	青霉素 G	对肠球菌、草绿色链球菌有一定的协同作用，革兰氏阴性杆菌可能降效，可加重肾损害；有理化配伍禁忌
	青霉素类	体外相互灭活，不可置于同一容器中给药
异烟肼	利血平	B 加快去甲肾上腺素的释放，A 阻挠去甲肾上腺素的灭活，使体液中的去甲肾上腺素浓度升高，可出现血压升高
	去甲肾上腺素	B 的正常代谢受阻抑，血压异常升高（Ⅳ）
	苯妥英钠	A 对其他酶系也有一定的抑制作用，可使 B 的代谢减慢，作用增强，也可能造成 B 蓄积中毒（Ⅳ）
	巴比妥类	A 对其他酶系也有一定的抑制作用，B 的代谢可能受阻而效应增强（Ⅸ）
	肼屈嗪	B 与乙酰化酶的结合力强，阻挠 A 的代谢灭活，可能出现蓄积中毒（Ⅳ）
	口服降糖药	A 对肝酶系的干扰使甲苯磺丁脲和氯磺丙脲的代谢受阻，而加强降糖效应（Ⅳ）
	对氨基水杨酸	有防止耐药菌发生的作用，B 抑制 A 乙酰化而增强作用（Ⅳ）

续表

抗结核药物（A）	其他药物（B）	相互作用
异烟肼	链霉素、氨硫脲	有防止耐药菌发生的作用，提高治疗效果
	维生素 B_6	B 可对抗 A 的急性中毒，鉴于 B 在试管内能降低 A 的抗菌作用，故应用常规剂量 A 时不需要加服 B
	抗酸药	使 A 的吸收减少，疗效降低
利福平	乙醇（嗜酒者）	使 A 的代谢加速，疗效降低（Ⅴ）
	安定	B 的代谢加速，疗效降低（Ⅴ）
	美沙酮	B 的镇痛作用减弱（Ⅴ）
	美西律	B 的代谢加速，疗效降低
	异烟肼	有防止耐药菌发生的作用，但联用时肝毒性增加，个别可发生肝坏死
	对氨基水杨酸	B 可影响 A 的吸收，导致 A 的血药浓度减低；如必须联合应用时，两者服用间隔至少 6 小时
	氨硫脲、皮质激素、避孕药、普萘洛尔、甲苯磺丁脲、口服抗凝药、氨苯砜	A 使 B 代谢加速，药效降低（Ⅴ）
	洋地黄类	A 使 B 代谢加速，需适当加量才能维持原效
	苯巴比妥	相互促进代谢，两者均加速代谢而药效降低（Ⅴ）
	丙磺舒	竞争肝中受体，使 A 的代谢减缓（Ⅳ）
	四环素	对某些细菌有协同作用，B 的代谢加速（Ⅴ）
	氟喹诺酮类	A 使萘啶酸和诺氟沙星（氟哌酸）的作用消失，氧氟沙星（氟嗪酸）和环丙沙星（环内氟哌酸）的抗菌效能降低
	环孢霉素 A	A 使 B 的代谢加速（Ⅴ）
	唑类，如咪康唑或酮康唑	A 可使 B 的血药浓度减低

续表

抗结核药物（A）	其他药物（B）	相互作用
对氨基水杨酸	普鲁卡因	B 使 A 的制菌效能降低（Ⅸ）
	阿司匹林	在排泄与血浆蛋白结合方面相互干扰，两者的血药浓度均提高，但消除也都加速
	丙磺舒	减少 A 的尿排泄，可致中毒（Ⅶ）
	苯海拉明	竞争肠道吸收，A 的血药浓度降低，避免同时服用
卷曲霉素	氨基糖苷类、多粘菌素类、抗真菌类、万古霉素、杆菌肽、抗癌类等	联用时耳毒性、肾毒性均增加

注：罗马数字表示所发生的相互作用类型：Ⅰ－促进胃肠蠕动引起的相互作用；Ⅱ－减弱胃肠蠕动引起的直接相互作用；Ⅲ－竞争血浆蛋白；Ⅳ－酶抑作用；Ⅴ－酶促作用；Ⅵ－尿液 pH 值改变而引起药物重吸收的变化；Ⅶ－竞争排泄；Ⅷ－协同或相加作用；Ⅸ－拮抗作用

6 特殊人群用药

6.1 合并 HIV 感染

表 6-1 利福平 / 利福布汀与抗病毒药物相互作用表

抗结核药物	抗 HIV 药物	合并用药的相互影响	临床注意事项及推荐剂量
利福平	依非韦伦（EFV）	依非韦伦 AUC 下降 26%	保持利福平和依非韦伦原剂量，建议有条件者检测血浆药物浓度
	奈韦拉平（NVP）	奈韦拉平浓度下降 58%	不推荐合用
	利匹韦林（RPV）	利匹韦林 AUC 下降 46%	不推荐合用
	蛋白酶抑制剂（PI）	蛋白酶抑制剂浓度下降	不可合用
	多替拉韦（DTG）	利福平与多替拉韦（50 mg，2 次 / 天）合用时，与单用多替拉韦（50 mg，2 次 / 天）相比，多替拉韦 AUC 下降 54%，血浆谷浓度下降 72%；利福平与多替拉韦（50 mg，2 次 / 天）合用时，与单用多替拉韦（50 mg，1 次 / 天）相比，多替拉韦 AUC 上升 33%，血浆谷浓度上升 22%	HIV 对整合酶抑制剂无可疑或确定的耐药突变时，推荐使用多替拉韦（50 mg，2 次 / 天）；若有可疑或确定的耐药突变时，建议将利福平换为利福布汀
	艾考恩丙替（捷扶康）（EVG/COBI/TDF/FTC）	可能会明显降低 EVG 和 COBI 浓度	不可合用
	拉替拉韦（RAL）	利福平与拉替拉韦（400 mg，2 次 / 天）合用时，与单用拉替拉韦（400 mg，2 次 / 天）相比，拉替拉韦 AUC 下降 40%，谷浓度降低 61%；利福平与拉替拉韦（800 mg，2 次 / 天）合用时，与单用拉替拉韦（400 mg，2 次 / 天）相比，拉替拉韦 AUC 上升 27%，血浆谷浓度下降 53%	推荐拉替拉韦剂量：800 mg，2 次 / 天（或拉替拉韦：400 mg，2 次 / 天），密切检测抗病毒疗效或考虑将利福平换为利福布汀
	比克恩丙诺（必妥维）（BIC / TDF / FTC）	相比克替拉韦：AUC 下降 75%，C_{max} 下降 28%	禁止合用

续表

抗结核药物	抗HIV药物	合并用药的相互影响	临床注意事项及推荐剂量
利福布汀	依非韦伦（EFV）	利福布汀浓度下降38%	利福布汀剂量450mg/天
	奈韦拉平（NVP）	利福布汀的AUC上升17%，奈韦拉平血浆谷浓度下降16%	应谨慎合用，无须调整剂量
	利匹韦林（RPV）	利匹韦林的AUC下降46%	不建议合用，若需合用，建议RPV从25mg/天提高到50mg/天
	达芦那韦/考比司他（DRV/C）	尚无报道	不推荐合用，若需合用，推荐利福布汀150mg，隔日1次
	达芦那韦/利托那韦（DRV/r）	与利福布汀单用（300mg/天）相比，达芦那韦/利托那韦合用利福布汀（150mg/天，隔日1次）者，利福布汀AUC无明显变化，其代谢物AUC升高881%	利福布汀150mg/天或3次/周，300mg/次
	洛匹那韦/利托那韦（LPV/r）	与利福布汀单用（300mg/天）相比，洛匹那韦/利托那韦合用利福布汀（150mg/天）者，利福布汀及其代谢物AUC升高	利福布汀150mg/天或300mg/天，每周3次
	多替拉韦（DTG）	利福布汀300mg/天者，多替拉韦AUC无明显变化，血浆谷浓度下降30%	无须调整剂量
	艾考恩丙替（捷扶康）（EVG/COBI/TDF/FTC）	利福布汀150mg，隔日1次，联合EVG/COBI/TDF/FTC，1次/天，与单用利福布汀（300mg，1次/天）相比，利福布汀AUC无明显变化；25-去乙酰利福布汀的AUC增加625%；EVG的AUC下降21%、血浆谷浓度下降67%	不可合用
	拉替拉韦（RAL）	拉替拉韦AUC上升19%、血浆谷浓度下降20%	无须调整剂量
	比克恩丙诺（必妥维）（BIC/TDF/FTC）	相比克替拉韦：AUC下降38%、C_{min}下降56%、C_{max}下降20%；尚未研究与丙酚替诺福韦的相互作用，与利福布汀合用可能会降低丙酚替诺福韦的血浆谷浓度	不建议合用

注：AUC-曲线下面积；PK-药物代谢动力学；EVG-艾维雷韦；COBI-可比司他；TDF-替诺福韦；FTC-恩曲他滨；FPV-福沙那韦；FPV/r-含有利托那韦的福沙那韦；BIC-比克替拉韦

6.2 合并糖尿病

表 6-2 利福平与降糖药物相互作用及应对措施

降糖药物	药理作用	合并用药的相互作用	建议的应对措施
二甲双胍	使肝脏的血糖产出下降；抑制肠道葡萄糖吸收；胰岛素敏感度增加	尚无报道	无禁忌证，为首选口服降糖药
格列本脲 / 格列美脲 / 格列吡嗪	促进胰腺胰岛素分泌增加	利福平可使血药浓度下降 30% ～ 80%	格列吡嗪可使同类药物相互作用影响最小化，增加血糖监测的频率，考虑调整糖尿病药物剂量或选择其他降糖药物
瑞格列奈 / 那格列奈	促进胰腺胰岛素分泌增加	利福平可使瑞格列奈药效下降 31% ～ 57%，那格列奈药效下降 24%	增加血糖监测的频率，考虑调整糖尿病药物剂量或选择其他降糖药物
罗格列酮	使胰岛素敏感性增加；肝脏葡萄糖产出下降；细胞血糖吸收上升	利福平可使罗格列酮血药浓度下降 54% ～ 65%	增加血糖监测的频率，考虑调整糖尿病药物剂量或选择其他降糖药物
吡格列酮		利福平可使吡格列酮血药浓度下降 54%	
葡糖甘酶抑制剂（阿卡波糖 / 米格列醇）	使肠道葡萄糖吸收下降	尚无报道	无禁忌证

表 6-3 结核病合并糖尿病患者抗结核治疗期间血糖控制目标

人群	血糖控制目标		糖化血红蛋白
	空腹或餐前血糖	餐后 2 h 或随机血糖	
新诊断、非老年、无并发症及其他伴发疾病、降糖治疗低血糖风险小者	6.1 ～ 7.8 mmol/L	7.8 ～ 10.0 mmol/L	＜ 7.0%
合并心脑血管疾病高危人群 [a]、入住重症监护室人群、低血糖高危人群 [b]、因血脑血管疾病入院人群、严重肝肾功能不全者、75 岁以上老年人、精神或智力障碍者	7.8 ～ 10.0 mmol/L	7.8 ～ 13.9 mmol/L	＜ 9.0%

注：a. 心脑血管疾病高危人群指具有高危心脑血管疾病风险（10 年心血管风险大于 10%）者，包括大部分 50 岁以上的男性或 60 岁以上的女性合并一项危险因素者（即心血管疾病家族史、高血压、吸烟、血脂紊乱或蛋白尿）；

b. 低血糖高危人群指糖尿病病程超过 15 年、存在无感知性低血糖病史、有严重伴发病如肝肾功能不全或全天血糖波动大并反复出现低血糖的患者

表 6-4　抗结核药物不良反应合并糖尿病并发症的处理方法

抗结核药物不良反应		糖尿病并发症	处理方法
药物名称	不良反应		
链霉素（Sm）、阿米卡星（Am）、卷曲霉素（Cm）	肾毒性	糖尿病肾病	合并糖尿病肾病时，应慎用或避免使用；如临床治疗必须使用，需根据肾功能酌情减量使用并密切监测肾功能及尿常规
乙胺丁醇（E）、利奈唑胺（Lzd）	视神经损伤	眼部病变	使用前需做全面的眼底检测评估，糖尿病视网膜病变3期以上者不建议使用；其他情况确需使用时，在控制好血糖的前提下，注意乙胺丁醇的剂量，每月严密监测视力、色觉及视野，如出现球后视神经炎，应立即停药，同时使用维生素A、维生素D等辅助治疗
异烟肼（H）、环丝氨酸（Cs）、利奈唑胺（Lzd）、氟喹诺酮类（FQs）、乙硫异烟胺（Eto）/丙硫异烟胺（Pto）	外周神经炎	外周神经炎	当合并糖尿病周围神经病变时，需严密监测，并谨慎使用，同时加用维生素B_6、甲钴胺等辅助治疗
氟喹诺酮类（FQs）	糖代谢异常（使用莫西沙星患者出现高血糖的概率为0.39%，出现低血糖的概率为1.0%；使用左氧氟沙星患者出现高血糖的概率为0.39%，出现低血糖的概率为0.93%）	血糖异常	使用这些药物有可能使潜在的糖耐量异常显性化、诱发糖尿病或使原有的糖尿病加重，也可引起有糖尿病或没有糖尿病的个体血糖波动，应加强血糖的监测

注：抗结核药物不良反应合并相同症状糖尿病并发症的处理原则是首先调整降糖药物，优先一线抗结核药物的使用

6.3　合并慢性肾脏疾病

表 6-5　成人肾功能下降或透析者抗结核药物的推荐剂量

抗结核药物	用药频率	用药时间	肌酐清除率（GFR）< 30 mL/min 或血液透析患者的推荐剂量
异烟肼	不变	透析前	300 mg/天，每天 1 次
利福平	不变	透析前后均可（不被透析清除）	450 ～ 600 mg/天，每天 1 次
吡嗪酰胺	调整	透析前 24 h 或透析后服用	25 ～ 35 mg/（kg·次），每周 3 次
乙胺丁醇	调整	每天 1 次用药者，在透析前 4 ～ 6 h 给药；每周 3 次用药者，在透析后给药	15 ～ 25 mg/（kg·次），每周 3 次
左氧氟沙星	调整	透析后	750 ～ 1000 mg/次，每周 3 次
莫西沙星	不变	透析前后均可	400 mg/天，每天 1 次
环丝氨酸	调整	透析后	250 mg/天，每天 1 次；或 500 mg/次，每周 3 次
乙（丙）硫异烟胺	不变	透析前后均可	600 ～ 800 mg/天，每天 2 ～ 3 次
对氨基水杨酸	不变	透析前后均可	800 ～ 1200 mg/天，每天 1 ～ 3 次
贝达喹啉	轻中度肾损伤不需调整	不详	没有成熟证据，需在慎重观察下使用
利奈唑胺	不变	不详	300 ～ 600 mg/天，每天 1 次
氯法齐明	不变	不详	100 mg/天，每天 1 次
阿莫西林 / 克拉维酸	调整	不详	GFR 10 ～ 30 mL/min 时，以阿莫西林 1000 mg 计算，每天 2 次；GFR < 10 mL/min 时，以阿莫西林 1000 mg 计算，每天 1 次
亚胺培南 / 西司他丁	调整	不详	GFR 20 ～ 40 mL/min 者，500 mg/次，每天 3 次；GFR < 20 mL/min 者，500 mg/次，每天 2 次
美罗培南	调整	不详	GFR 20 ～ 40 mL/min 者，750 mg/次，每天 2 次；GFR < 20 mL/min 者，500 mg/次，每天 2 次

6.4 儿童患者

表 6-6 儿童患者用药剂量表

药物名称	用法		备注
	儿童 mg/（kg·天）	每日最大剂量（mg）	
异烟肼	10～15	300	
利福平	10～20（年龄 1 个月以上）	600	
利福喷丁	—	—	无儿童用药剂量
吡嗪酰胺	30～40	2000	每日 1 次顿服或分次服用
乙胺丁醇	15～25	—	婴幼儿及无反应能力者，因不能主诉及配合检查视力，慎用乙胺丁醇
左氧氟沙星	15～20，分早晚 2 次（年龄≤5 岁）	—	WHO 推荐左氧氟沙星用于儿童耐药结核病的治疗，但 5 岁以下或体重 10 kg 以下的儿童慎用
	10～15，每日 1 次（年龄＞5 岁）	—	
莫西沙星	—	—	
环丝氨酸	10	1000	
丙硫异烟胺	10～20	1000	
对氨基水杨酸	200～300	—	顿服或分 2～3 次服用
利奈唑胺	30	600	分 3 次服用
氯法齐明	—	—	资料有限
链霉素	20～40	1000	儿童慎用，应监测听力反应；WHO 最新指南推荐：阿米卡星和链霉素只能用于经药敏证实敏感的 18 岁以上成人
阿米卡星	强化期：15～30	1000	每周 5～7 次
	继续期：15～30	1000	每周 3 次
卷曲霉素	15～30	1000	WHO 最新指南没有推荐使用卷曲霉素

6.5 妊娠期及哺乳期

表 6-7 妊娠期及哺乳期结核病用药

分类	药物名称	FDA 妊娠期用药安全性等级*	妊娠期注意事项	哺乳期注意事项	相关指南
一线药	异烟肼	口服、肠道外给药 C	慎用	产后妇女利哺乳婴儿可加用维生素 B₆，但应与异烟肼分开服用；在乳汁中的浓度可达 12 mg/L，与血药浓度相近。虽然在人体尚未证实有问题，但是哺乳期同应用仍需在充分权衡利弊后再决定是否用药，如用药则需停止哺乳	《耐药结核病化学治疗指南（2019 年简版）》；《中华人民共和国药典临床用药须知》（2015 年版）
	利福平	口服、肠道外给药 C	慎用	可经乳汁排泄，虽然在人体中未证实有问题，但是哺乳期妇女用药需权衡利弊后再决定是否用药	
	利福喷丁	口服给药 C	慎用	本品对乳汁可能有影响，乳汁可能因服用本品而被染色；哺乳期妇女用药需权衡利弊后再决定是否用药	
	利福布汀	口服给药 B	动物实验结果显示对胎儿骨骼生长有影响，妊娠期妇女只有在利大于弊时方可使用	本品对哺乳期婴儿的危害不能排除	

续表

分类	药物名称	FDA 妊娠期用药安全性等级*	妊娠期注意事项	哺乳期注意事项	相关指南
一线药	吡嗪酰胺	口服给药 C	慎用；妊娠期结核病患者可先用 HRE 9 个月，如对上述药品中任何一种耐药而对本品可能敏感者应考虑采用本品	使用本品对哺乳婴儿的危害不能排除	《耐药结核病化学治疗指南（2019 年简版）》；《中华人民共和国药典临床用药须知》（2015 年版）；《中国耐多药和利福平耐药结核病治疗专家共识（2019 年版）》
	乙胺丁醇	口服给药 B	安全	可分泌至乳汁，乳汁中的药物浓度与血药浓度相近；虽然在人体中未证实有问题，但是哺乳期妇女用药需权衡利弊后再决定是否用药	WHO consolidated guidelines on tuberculosis: Module 1: Tuberculosis preventive treatment（2020）；《中华人民共和国药典临床用药须知》（2015 年版）
	固定剂量复合抗结核药制剂（HRZ，HR）	口服给药 C	——	本品对哺乳期婴儿的危害不能排除	《中华人民共和国药典临床用药须知》（2015 年版）
二线药 A 组	左氧氟沙星	口服、注射给药 C	避免使用或慎用	避免使用或慎用；哺乳期妇女应用此药时需暂停授乳	《中国耐多药和利福平耐药结核病治疗专家共识（2019 年版）》；《耐药结核病化学治疗指南（2019 年简版）》；WHO consolidated guidelines on tuberculosis: Module 4: Drug-resistant tuberculosis treatment（2020）

续表

分类	药物名称	FDA 妊娠期用药安全性等级*	妊娠期注意事项	哺乳期注意事项	相关指南
二线A组	莫西沙星	药典未注明	避免使用或慎用	避免使用或慎用	《中国耐多药和利福平耐药结核病治疗专家共识（2019 年版）》
	贝达喹啉	药典未注明	安全性和有效性相关证据较少，暂不推荐使用	安全性和有效性目前尚未确定，列为相对禁忌证，不推荐使用	《中国耐多药和利福平耐药结核病治疗专家共识（2019 年版）》；WHO consolidated guidelines on tuberculosis：Module 4：Drug-resistant tuberculosis treatment（2020）
	利奈唑胺	药典未注明	慎用	慎用	《耐药结核病化学治疗指南（2019 年简版）》
二线B组	氯法齐明	口服给药 C	能透过胎盘，对胎儿的影响报道不一，因目前尚未得到很好的研究，此孕妇慎用，或不推荐使用	可进入乳汁，使新生儿和哺乳儿童皮肤染色，哺乳期妇女避免使用，或不推荐使用	《中国耐多药和利福平耐药结核病治疗专家共识（2019 年版）》；《耐药结核病化学治疗指南（2019 年简版）》；《中华人民共和国药典临床用药须知》（2015 年版）；WHO consolidated guidelines on tuberculosis：Module 4：Drug-resistant tuberculosis treatment（2020）
	环丝氨酸	口服给药 C	这些药物在妊娠期的使用尚未得到很好的研究，目前尚未有致畸性的文献报道；如果没有其他更好的选择，可以在孕妇中谨慎使用	哺乳期妇女可常规应用；如果婴儿此时接受母乳喂养，则应同时给予维生素 B₆	

续表

分类	药物名称	FDA 妊娠期用药安全性等级*	妊娠期注意事项	哺乳期注意事项	相关指南
	德拉马尼	药典未注明	数据极其有限。动物研究显示，德拉马尼具有生殖毒性，不建议妊娠期女性或育龄期使用德拉马尼，除非采取可靠的避孕措施	目前尚未明确德拉马尼或其代谢产物是否会在人体乳汁中分布。动物实验中，已有药代动力学数据表明德拉马尼和/或其代谢产物可在乳汁中分布。由于不能排除其对母乳喂养婴幼儿的潜在风险，故不建议在使用德拉马尼治疗期间进行母乳喂养	《耐药结核病化学治疗指南（2019年简版）》
二线 C组	普瑞马尼	药典未注明	—	不推荐哺乳期母乳喂养	《耐药结核病化学治疗指南（2019年简版）》；WHO consolidated guidelines on tuberculosis：Module 4：Drug-resistant tuberculosis treatment（2020）
	丙硫异烟胺	口服给药 C	可能有致畸作用，孕妇禁用	慎用	《中国耐多药和利福平耐药结核病治疗专家共识（2019年版）》；WHO consolidated guidelines on tuberculosis：Module 4：Drug-resistant tuberculosis treatment（2020）
	乙硫异烟胺	口服给药 C	有致畸性，孕妇禁用	哺乳期妇女使用本品对哺乳婴儿的危害不能排除	《耐药结核病化学治疗指南（2019年简版）》；WHO consolidated guidelines on tuberculosis：Module 4：Drug-resistant tuberculosis treatment（2020）；《中华人民共和国药典临床用药须知》（2015年版）

续表

分类	药物名称	FDA 妊娠期用药安全性等级*	妊娠期注意事项	哺乳期注意事项	相关指南
	阿米卡星	注射给药 D	禁用	可以使用	《中国耐多药和利福平耐药结核病治疗专家共识（2019年版）》；《耐药结核病化学治疗指南（2019年简版）》；WHO consolidated guidelines on tuberculosis: Module 4: Drug-resistant tuberculosis treatment (2020)
	卷曲霉素	直肠给药 C	禁用	可以使用	《中国耐多药和利福平耐药结核病治疗专家共识（2019年版）》
	链霉素	注射给药 D	禁用	—	WHO consolidated guidelines: Module 4: Drug-resistant tuberculosis treatment (2020)
二线 C 组	对氨基水杨酸	C	—	氨基水杨酸类可经乳汁排泄，对乳儿的危害已得到证实，哺乳期妇女应使用其他药物或使用本品时暂停哺乳	《中华人民共和国药典临床用药须知》（2015年版）
	亚胺培南（Imp）/西司他丁（Cln）	注射给药 C	妊娠期妇女使用本品尚无足够及良好对照的研究资料，只有考虑对胎儿益处大于潜在危险的情况下，才能在妊娠期给药	在人乳中可测出 Imp，如确定有必要对哺乳期妇女使用本品时，需停止哺乳	《中国耐多药和利福平耐药结核病治疗专家共识（2019年版）》；《中华人民共和国药典临床用药须知》（2015年版）

续表

分类		药物名称	FDA 妊娠期用药安全性等级*	妊娠期注意事项	哺乳期注意事项	相关指南
二线	C组	美罗培南	B	—	应停止哺乳	《中华人民共和国药典临床用药须知》（2015 年版）
		对氨基水杨酸/异烟肼	药典未注明	禁用	禁用	《耐药结核病化学治疗指南（2019 年简版）》

注：* 根据美国药物和食品管理局（FDA）就药物对胎儿的安全性评价，将妊娠期用药的危险因素分为 A、B、C、D、X 类，分级标准如下：

A 类：在有对照组的研究中，妊娠首 3 个月的妇女用药对胎儿未见到对胎儿的危害，可能对胎儿的危险因素甚微，可用于孕妇；

B 类：在动物实验中无致畸性，或动物实验对胎儿有不良影响，但这些副反应在孕妇中未被证实，可慎用于孕妇；

C 类：动物实验中有致畸性或能致胚胎死亡的报道，但缺乏可靠的人群资料，或没有进行人和动物的并行研究，本类药物只有在权衡了对孕妇的好处大于对胎儿的危害后，方可应用；

D 类：对人类有明确的致畸作用，但孕妇用药后绝对的好处，如为了挽救孕妇生命，急需用药，又无其他替代药物时，可考虑用药；

X 类：在动物和人的研究中表明有肯定的人类致畸证据，或有肯定的人类致畸证据，这类药物孕妇和将妊娠的妇女禁用

7 肺结核合并咯血的治疗

7.1 咯血的常见原因

表 7-1 咯血的常见原因

病因分类	具体疾病
气道疾病	慢性支气管炎，支气管扩张，气管支气管结核，支气管结石，原发性支气管癌，良性支气管肿瘤，气道异物，支气管溃疡，支气管囊肿，外伤性支气管断裂，等等
肺源性疾病	肺炎，肺结核，肺脓肿，肺真菌病，肺癌及恶性肿瘤肺转移,寄生虫病(肺阿米巴病、卫氏并殖吸虫病、肺棘球蚴病)，尘肺，硅沉着病,其他尘肺,肺囊肿，肺梅毒，肺含铁血黄素沉着症，肺泡蛋白沉着症，等等
心肺血管疾病	心脏瓣膜病，肺梗死，肺动脉高压，单侧肺动脉发育不全，肺动静脉瘘，肺隔离症，支气管动脉和支气管瘘，先天性心脏病（房间隔缺损和动脉导管未闭），心力衰竭
结缔组织病和血管炎	系统性红斑狼疮，ANCA 相关性肺小血管炎，结节性多动脉炎，白塞综合征，干燥综合征，肺出血肾炎综合征
血液系统疾病	血小板减少性紫癜，白血病，血友病，凝血障碍及弥散性血管内凝血，等等
全身性疾病	急性传染病（流行性出血热、肺出血性钩端螺旋体病），其他（子宫内膜异位症、特发性咯血等）
药物和毒物相关性咯血	抗甲状腺药物,抗凝药物,抗血小板药,非甾体类抗炎药物及灭鼠药物,等等
有创性检查和治疗	经皮肺活检，支气管镜下组织活检，介入治疗（如射频消融治疗），应用血管内皮生长因子抑制剂治疗肺癌时

7.2 咯血的药物治疗与非药物治疗

表 7-2 咯血的药物治疗与非药物治疗

名称		内容	注意事项
一般治疗	卧床休息	大咯血者绝对卧床；明确出血部位者取患侧卧位；呼吸困难者取半卧位	做好抢救窒息的各项准备工作，下病重通知
	通便	避免用力排便加重出血	
	饮食	流质或半流质饮食，大咯血期间应禁食	
	氧疗，保持呼吸通畅	失血性休克、窒息、先兆窒息或存在低氧血症者	
	监测	监测血压、脉搏、呼吸、体温和尿量，记录咯血量	
止血药	垂体后叶素	5～10 U 垂体后叶素加入 25% 葡萄糖溶液 20～40 mL，缓慢静脉注射，继之 10～20 U 垂体后叶素加入 5% 葡萄糖溶液 250～500 mL，缓慢静脉滴注，直至咯血停止 1～2 天后停药	冠心病、动脉粥样硬化、高血压、心力衰竭及妊娠妇女慎用或禁用
	酚妥拉明	10～20 mg 酚妥拉明加入 5% 葡萄糖溶液 250～500 mL，缓慢静脉滴注，每日 1 次，连用 5～7 天	用药时需卧床休息，注意监测血压、心率和心律的变化
	6-氨基己酸	4～6 g 6-氨基己酸加入 5% 葡萄糖溶液 250 mL，静脉滴注，每日 1～2 次	
	氨甲苯酸（止血芳酸）	100～200 mg 氨甲苯酸加入 25% 葡萄糖溶液 20～40 mL，缓慢静脉注射，每日 1～2 次；或 200 mg 氨甲苯酸加入 5% 葡萄糖溶液 250 mL，静脉滴注，每日 1～2 次	可能引起血栓形成
	酚磺乙胺（止血敏）	酚磺乙胺 0.25～0.50 g，肌内注射，每日 2 次；或 0.25 g 酚磺乙胺加入 25% 葡萄糖溶液 40 mL 中，静脉注射，每日 1～2 次；或酚磺乙胺 1～2 g 加入 5% 葡萄糖溶液 250 mL 中，静脉滴注，每日 1 次	可能引起血栓形成
	巴曲酶（立止血）	静脉注射或肌内注射，成人每日用量 1～2 kU	
	维生素 K_1	肌内注射、皮下注射或静脉注射，每次 10 mg，每日 10～20 mg	

续表

名称		内容	注意事项
止咳	可待因	15 ～ 30 mg，每日 2 ～ 3 次；或含可待因的复方制剂，如止咳糖浆 10 mL，每日 3 次	原则上不使用镇咳药物，鼓励患者咳出血痰，只在频繁剧烈咳嗽后发生咯血时使用；禁用吗啡等中枢性镇咳药
	右美沙芬	15 ～ 30 mL，每日 3 次	
镇静	地西泮	2.5 mg，每日 2 ～ 3 次；或 5 ～ 10 mg 肌内注射	心肺功能不全或全身衰竭，咳嗽无力者禁用
输血	成分输血 /全血	适应证：收缩压低于 90 mmHg，或血红蛋白、血小板明显降低	
	新鲜冻干血浆或重组凝血因子Ⅶ a	适应证：凝血因子异常	
抗感染	视病情选药	适应证：存在肺部感染者	
非药物治疗	支气管动脉栓塞治疗	适应证：①任何原因所致的急性大咯血，病因一时无法去除，为缓解病情，创造条件进行手术；②不适合手术或者患者拒绝手术，内外科治疗无效者；③咯血量不大，但反复发生者。禁忌证：①导管不能有效和牢固地插入支气管动脉内、栓塞剂可能反流入主动脉者；②肺动脉严重狭窄或闭锁的先天性心脏病，肺循环主要靠体循环供血，且不具备立即手术矫正肺动脉畸形者；③造影发现脊髓动脉显影极有可能栓塞脊髓动脉者	
	经支气管镜治疗	适应证：持续性咯血、诊断及出血部位不明者；常规治疗无效或有窒息先兆者。禁忌证：严重心肺功能障碍、极度衰竭者	
	手术治疗	急诊手术适应证：反复大咯血，经积极保守治疗无效，24 h 内咯血量超过 1500 mL 或一次咯血量达到 500 mL，有引起窒息先兆而出血部位明确没有手术禁忌证者。禁忌证：双肺广泛性弥漫性病变，出血部位不明确，凝血功能障碍者，以及全身情况或心肺功能差，不能耐受手术者	手术时机：咯血间歇期，以减少手术并发症

8 中枢神经系统结核病治疗

表 8–1 中枢神经系统结核病治疗药物的血脑屏障通透性及常规剂量推荐表

药物	通透比例	说明	成人每日剂量	儿童每日剂量
异烟肼	80%～90%	必需药物，脑膜通透性好	300～600 mg	10～20 mg/kg，最大剂量600 mg
利福平	10%～20%	必需药物，虽然通透性差，但是高剂量可能提高疗效	450～600 mg	10～20 mg/kg，最大剂量600 mg
吡嗪酰胺	90%～100%	脑膜通透性极佳	25 mg/kg	30～35 mg/kg
乙胺丁醇	20%～30%	脑膜炎症消退后通透性差	15 mg/kg	15～20 mg/kg，最大剂量1000 mg
左氧氟沙星	70%～80%	脑膜通透性好	10～15 mg/kg	—
莫西沙星	70%～80%	脑膜通透性好	400～800 mg	—
链霉素	10%～20%	脑膜炎症消退后通透性差	—	—
阿米卡星	10%～20%	脑膜炎症消退后通透性差	15 mg/kg，最大剂量800 mg	15～30 mg/kg，最大剂量800 mg
卡那霉素	10%～20%	脑膜炎症消退后通透性差	15 mg/kg，最大剂量800 mg	15～30 mg/kg，最大剂量800 mg
卷曲霉素	—	—	15 mg/kg，最大剂量800 mg	15～30 mg/kg，最大剂量800 mg
丙硫异烟胺	80%～90%	脑膜通透性好	500～750 mg	4～5 mg/kg
环丝氨酸	80%～90%	脑膜通透性好	10～15 mg/kg，最大剂量1000 mg	10～20 mg/kg，最大剂量1000 mg
利奈唑胺	40%～70%	脑脊液药代动力学存在个体差异	600 mg，最大剂量1200 mg	10 mg/kg，每8～12 h服用1次，最大剂量600 mg
对氨基水杨酸	数据有限	除非有脑膜炎症，否则脑膜通透性可能极差	200～300 mg/kg	200～300 mg/kg

续表

药物	通透比例	说明	成人每日剂量	儿童每日剂量
氯法齐明	数据有限	除非有脑膜炎症，否则脑膜通透性可能极差	—	—
贝达喹啉	数据有限	除非有脑膜炎症，否则脑膜通透性可能极差	—	—

注："—"为无内容

9 利福平敏感或耐药性未知患者的治疗

9.1 利福平敏感或耐药性未知患者的治疗方案

表 9-1 利福平敏感或耐药性未知患者的治疗方案

患者分类		治疗方案	备注
利福平敏感	异烟肼敏感或耐药性未知	2HRZE/4HR：强化期使用 HRZE 方案治疗 2 个月，继续期使用 HR 方案治疗 4 个月	①第 2 个月末若痰菌仍呈阳性，要开展药物敏感性检测，耐药者按药敏检测结果进行方案调整，敏感者则延长 1 个月的强化期，继续期治疗方案不变，第 3 个月末增加 1 次查痰； ②第 5 个月末或疗程结束时痰菌仍呈阳性为治疗失败； ③儿童要严格按照体重用药，无判断能力者（5 岁以下）慎用乙胺丁醇
	异烟肼耐药	6～9RZELfx：使用 RZELfx 方案治疗 6～9 个月	①已知或怀疑左氧氟沙星（Lfx）耐药的患者，方案为 6～9RZE，不建议加用二线注射剂； ②孕妇禁用，哺乳期妇女停止哺乳后方可使用； ③排除 Q-T 间期延长的患者
利福平耐药性未知		2HRZE/4HR：强化期使用 HRZE 方案治疗 2 个月，继续期使用 HR 方案治疗 4 个月	①治疗期间每月要进行痰菌检查，若痰菌呈阳性，则开展耐药检测，耐药者按耐药方案进行治疗；敏感者则治疗方案不变，但如果强化期的痰菌呈阳性，则需延长 1 个月的强化期，继续期不变； ②对于复治患者，可根据治疗情况将强化期延长 1 个月、继续期延长 2～3 个月，治疗过程中密切关注耐药检测结果； ③第 5 个月末或疗程结束时痰菌呈阳性为治疗失败； ④儿童结核严格按照体重用药，无判断能力者（5 岁以下）慎用乙胺丁醇
结核性胸膜炎		2HRZE/7HRE：强化期使用 HRZE 方案治疗 2 个月，继续期使用 HRE 方案治疗 7 个月	①重症 * 患者：继续期适当延长 3 个月，治疗方案为 2HRZE/10HRE； ②治疗期间一旦发现耐药，则按耐药方案进行治疗

续表

患者分类	治疗方案	备注
其他肺结核或合并疾病	2HRZE/10HRE：强化期使用 HRZE 方案治疗 2 个月，继续期使用 HRE 方案治疗 10 个月	①血行播散性肺结核、气管支气管结核、胸内淋巴结核； ②肺结核合并糖尿病和硅肺等患者； ③治疗期间一旦发现耐药，则按耐药方案进行治疗
肺结核合并肺外结核	强化期使用 HRZE 方案治疗 2 月，继续期使用 HRE 方案疗程以治疗肺外结核的最长疗程为准	①重症或复治利福平敏感病例可延长至 18 个月； ②结核性脑（膜）炎中 PZA 的用药时间可延长至脑脊液生化正常停药，对各种原因造成病情迁延和晚期病例，无发生明显毒副作用，可全程使用 PZA。强化期疗程不少于 2 个月，巩固期不少于 12 个月。强化期包括不少于 4 个有效抗结核药物，优先选择异烟肼、利福平、吡嗪酰胺；乙胺丁醇、二线类注射剂为可选的初始抗结核药。强化期采用高剂量利福平（静脉使用）、利奈唑胺（静脉使用）和氟喹诺酮，可使重症患者获益。利福平耐药中枢系统结核抗结核治疗强化期不少于 8 个月，全疗程不少于 20 个月； ③结核性心包炎推荐 18 ～ 24 个月方案； ④治疗期间一旦发现耐药，则按耐药方案进行治疗
HIV 感染者和 AIDS 患者抗结核治疗	可以考虑选用利福布汀代替利福平与其他抗结核药物组成治疗方案抗结核治疗；避免使用利福喷丁	治疗期间一旦发现耐药，则按耐药方案进行治疗

注：＊重症指有结核性脓胸、包裹性胸腔积液，以及合并其他部位结核等

9.2 常用抗结核药物推荐剂量

表 9-2 常用抗结核药物推荐剂量

药名	每日推荐剂量		
	成人（g）		儿童（mg/kg）
	体重＜50 kg	体重≥50 kg	
异烟肼（H）	0.30	0.30	10～15
利福平（R）	0.45	0.60	10～20
利福喷丁（RFT）	—	—	—
吡嗪酰胺（PZA）	1.50	1.50	30～40
乙胺丁醇（E）	0.75	1.00	15～25
链霉素（Sm）	0.75	0.75	20～30

注：对于利福喷丁，成人体重＜50 kg 者，推荐剂量为 0.45 g；成人体重≥50 kg 者，推荐剂量为 0.60 g，每周用药 2 次，主要用于肝功能轻度受损不能耐受利福平的患者；目前尚无儿童用药剂量；婴幼儿及无反应能力者因不能主诉及配合检查视力，须慎用乙胺丁醇

9.3 四联方抗结核药品固定剂量复合制剂的剂型、规格和用量

表 9-3 四联方抗结核药品固定剂量复合制剂（FDC）的剂型、规格和用量

组合	规格	用量			
		体重 30～37 kg	体重 37～55 kg	体重 55～70 kg	体重 ≥70 kg
INH+RFP+PZA+EMB	H75 mg+R150 mg+ Z400 mg+E275 mg	2 片／日	3 片／日	4 片／日	5 片／日
INH+RFP+PZA+EMB	H37.5 mg+R75 mg+ Z200 mg+E137.5 mg	4 片／日	6 片／日	8 片／日	10 片／日

注：以上剂量为每日 1 次服药剂量

9.4 二联方抗结核药品固定剂量复合制剂的剂型、规格和用量

表 9-4 二联方抗结核 FDC 的剂型、规格和用量

组合	规格	用量	
		体重＜ 50 kg	体重≥ 50 kg
INH+RFP	H150 mg+R300 mg	—	2 片 / 日
	H100 mg+R150 mg	3 片 / 日	—
	H75 mg+R150 mg	—	4 片 / 日

注：以上剂量为每日 1 次服药剂量

10　抗结核药物所致不良反应的处理

10.1　抗结核药物不良反应的处理步骤

表 10-1　抗结核药物不良反应的处理步骤

步骤	要点分析		鉴别诊断及处理
一	不良反应发生时间与用药时间的关联性	□发生在服药前	考虑为原有基础疾病
		□发生在服药后	①药物不良反应；②药物导致原发疾病症状加重；③新发疾病
二	抗结核药物引起的不良反应严重程度分级	□轻度	暂不停抗结核药，予对症治疗，密切监测不良反应
		□中度	暂不停药或酌情停用导致不良反应的抗结核药物，予对症治疗，密切监测不良反应
		□重度	停药，如出现危及生命的严重不良反应，予抢救治疗

10.2 抗结核药物不良反应的鉴别及处理

表 10-2 抗结核药物不良反应鉴别及处理

不良反应	临床表现或检查结果	可疑药物	分级及处理	鉴别诊断
	恶心、呕吐	□ Eto/Pto、□ PAS、□ Z、□ R、□ E、□ H、□ Bdq、□ Amx-Clv、□ Cfz	轻度、中度：对症治疗，不必停药；重度：停用可疑药物，对症治疗，观察停药后症状改善情况 出现剂量依赖性不良反应（如 Eto/Pto、PAS），可由小剂量逐渐加至足量；分服法适于 Eto/Pto、PAS、Z 等	消化系统急慢性疾病，如胃炎、肝炎；以及心血管疾病、妊娠等
消化系统不良反应	腹泻、胃肠胀气	□ PAS、□ FQs、□ Eto/Pto、□利福霉素、□其他广谱抗生素	轻度、中度：对症治疗，不必停药；重度：停用可疑药物，对症治疗，观察停药后症状改善情况 单纯腹泻（无血便及发热）：口服洛哌丁胺（易蒙停）；严重腹泻：监测电解质、脱水情况，可由小剂量逐渐加至足量	乳糖不耐受、肠梗阻等
	胃部不适、腹痛	□ PAS、□ Eto/Pto、□ FQs、□ Z、□ E、□ H 等	H2 受体阻断剂，质子泵抑制剂，制酸剂可口服洛哌丁胺，制酸剂能降低 FQs 的吸收，避免使用	消化系统急慢性疾病，如胃炎、肝炎、胰腺炎；以及腹膜炎、乳酸性酸中毒等
	胃肠道菌群失调：腹泻或大便次数增多	□ FQs、□大环内酯类、□氨基糖苷类等	洛哌丁胺、益生菌	肠炎等

续表

不良反应	临床表现或检查结果		可疑药物	分级及处理	鉴别诊断
药物性肝损害	谷丙转氨酶（ALT）	□ ALT < 3 倍 ULN，无明显症状及黄疸者	1. 发生频率较高 □ H、□ R、□ Z、□ Pto、□ PAS、□ RFT、□ RFT 2. 发生频率较低 □ FQs、□ E、□ Cfz、□ Bdq、□ Dlm、□ Clr、□ Ipm-Cln □ Mpm、□ Amx-Clv	□ 酌情停用肝损伤发生频率高的抗结核药物；加强保肝治疗 □ 排除肝脏基础疾病、感冒或服用其他致肝损害的药物 □ 密切监测肝功能	其他原因引起的肝炎，如甲型、乙型、丙型肝炎，以及 EB 病毒性肝炎、酒精性肝硬化、脂肪肝等
		□ 3 倍 ULN ≤ ALT < 5 倍 ULN		□ 停用肝损伤相关的抗结核药物	
		□ ALT ≥ 5 倍 ULN		□ 停用所有与肝损伤相关的抗结核药物	
	总胆红素（TBIL）	□ 2 倍 ULN ≤ TBIL < 3 倍 ULN	3. 发生频率极低 □ Sm、□ Am、□ Km、□ Cm、□ Cs、□ Lzd	□ 停用所有与肝损伤相关的抗结核药物	
		□ TBIL ≥ 3 倍 ULN		□ 停用所有与肝损伤相关的抗结核药物	
过敏反应	□ 轻度：出现皮肤瘙痒，皮疹，红斑等反应，可伴肝功能损害		□ Z、□ FQs、□ Cfz、□ 利福霉素、□ 任何药物	□ 给予抗组胺药（苯海拉明、氯雷他定、西替利嗪）治疗，如伴肝损伤，则按药物性肝损伤处理	皮炎等皮肤疾病、其他物质引起的过敏反应
	□ 重度：全身皮疹伴全身症状，如发热，内脏功能异常，严重者累及黏膜，发生皮肤松解剥脱			□ 停用全部抗结核药，采用标准的应急方案处理过敏。过敏状态完全恢复后，逐一试用抗结核药，从最不易引起过敏的药物开始，对高度可疑的药物原则上不再使用。避免使用在文义过敏反应可能的药物。脱敏疗法不推荐用于链霉素、利福平	

续表

不良反应		临床表现或检查结果	可疑药物	分级及处理	鉴别诊断
血液系统不良反应	血细胞	□白细胞3.0～4.0×10⁹/L □50×10⁹/L≤血小板<70×10⁹/L □贫血		□口服升白细胞药物，继续原方案治疗，密切监测血常规	血液系统疾病
		□2.0×10⁹/L≤白细胞<3.0×10⁹/L □30×10⁹/L≤血小板<50×10⁹/L □贫血	□Lzd、□FQs、□利福霉素类、□H	□立即停用利福霉素类等药物，予升白细胞药物及维生素等辅助治疗，升血小板药物，密切监测血常规，必要时调整治疗方案	血液系统疾病
		□白细胞<2.0×10⁹/L □血小板<30×10⁹/L □严重贫血		□下病重通知，停用所有抗结核药物，静脉使用升白细胞药物，给予升血小板，重组人粒细胞集落刺激因子治疗，必要时输成分血。建议患者到血液科做骨髓穿刺检查等，排除有无合并血液系统疾病 □若骨髓抑制解除但利奈唑胺对方案很重要，考虑低剂量使用利奈唑胺（300 mg/天，顿服），加强监测；对于氟喹诺酮及利福霉素类，除非其对于方案组成非常重要，停药后一般不再使用	血液系统疾病

续表

不良反应	临床表现或检查结果	可疑药物	分级及处理	鉴别诊断
	周围神经病：发生率为13%，多为下肢感觉或运动周围神经炎。利奈唑胺相关性周围神经炎常发生在后续使用阶段，一旦发生，症状持久，考虑停用	□H、□Cs、□Sm、□Km、□Am、□Lzd、□FQs、□Eto/Pto、□E	□维生素 B_6（10 mg/片），每次1～2片，每日3次；□麻痛症状明显者，三环类抗抑郁药物（阿米替林起始剂量为12.5 mg，逐渐加至最大剂量75 mg，睡前口服）和抗惊厥药物（卡马西平，每次100～400 mg，每日2次）□Lzd引起，一日发生考虑停药，营养神经治疗（维生素 B_1 片，每次10 mg，每日3次；甲钴胺500 μg/次，每日3次）	糖尿病周围神经炎等
神经、精神系统不良反应	头痛，常为自限性	□Cs、□Bdq	轻度，给予镇痛（布洛芬、对乙酰氨基酚）；难治性头痛，低剂量三环类抗抑郁药（阿米替林），每250 mg 环丝氨酸给予50 mg维生素 B_6 口服	颅内感染（如脑膜炎，HIV感染并发其他感染）、脑血管疾病
	抑郁、自杀倾向	□Cs、□FQs、□Eto/Pto	心理咨询；抑郁症状明显时予抗抑郁治疗 5-HT再摄取抑制剂（如氟西汀、舍曲林），三环类抗抑郁药（阿米替林）	抑郁症
	精神症状	□Cs、□H、□Pa、□FQs、□Eto/Pto	氟哌啶醇、氯丙嗪、利培酮（包括苯托品或立哌立登阻止锥体外形反应）	精神疾病、其他非结核药物引起等
	癫痫（惊厥）	□Cs、□H、□Pa、□FQ	立即停药，给予左乙拉西坦、卡马西平、丙戊酸治疗，增加维生素 B_6 至最大剂量（200 mg/天）	中枢神经系统感染、外伤、癫痫

续表

不良反应	临床表现或检查结果	可疑药物	分级及处理	鉴别诊断
神经、精神系统不良反应	前庭功能障碍（耳鸣、眩晕、站立不稳），不可逆	□ Sm、□ Am、□ Km、□ Cm、□ Cs、□ FQs、□ H、□ Eto/Pto、□ Lzd	早期采用间歇疗法（2～3次/周），氨基糖苷类换为卷曲霉素，症状仍然进展者停用此类药物	美尼尔综合征等
	听力减退，不可逆	□ Sm、□ Am、□ Km、□ Cm、□ Clr（可逆）	停用可疑药物，用药前、用药中监测听力	中耳炎、耵聍阻塞等
	视觉损伤及视神经炎	□ E、□ Eto/Pto、□ Lzd、□ Rfb、□ H、□ Sm	停用E，不再使用	糖尿病视神经炎、眼部疾病等
	味觉损伤（金属味）	□ Eto/Pto、□ Clr、□ FQs	嚼口香糖	—
肾脏及电解质异常	肾毒性	□ Sm、□ Am、□ Km、□ Cm	停药；以卷曲霉素替换氨基糖苷类药物；密切监测血肌酐情况下试用间歇疗法（2～3次/周）；依据肾小球滤过率调整药物剂量	肾脏疾病、糖尿病肾病、肝肾综合征等
	电解质紊乱	□ Cm、□ Am、□ Km、□ Sm	□ 严重低钾血症（< 2.5 mmol/L）及出现明显症状者，停用卷曲霉素 □ 监测血钾、镁、钙 □ 口服电解质可影响FQs类药物吸收	口服补钾可引起恶心呕吐、口服补镁可引起腹泻
	乳酸性酸中毒	□ Lzd	停药，补充B族维生素、烟酰胺、辅酶Q10等	—

续表

不良反应	临床表现或检查结果	可疑药物	分级及处理	鉴别诊断
心血管系统异常	Q-Tc间期延长（超过400 ms视为延长）、心律失常	□400 ms＜Q-Tc间期＜500 ms	□Bdq、□FQs（Mfx、加替沙星多见，Lfx风险较低）、□Cfz、□克拉霉素	□停用相关药物。检查血钾、钙、镁，保持血钾水平高于4.0 mmol/L、血镁水平高于0.74 mmol/L。使用可能延长Q-Tc同期的药物，如西沙比利、红霉素、抗精神病药物和三环类抗抑郁药等	心脏疾病等
		□Q-Tc间期≥500 ms		□停用贝达喹啉	—
	甲状腺功能低下		□PAS、□Eto/Pto	□左甲状腺素治疗 □定期监测甲状腺功能	甲状腺疾病
内分泌系统及代谢异常	糖代谢异常（高糖血症、低糖血症）		□Eto/Pto □加替沙星	□停用加替沙星，用莫西沙星替代	—
	高尿酸血症		□Z □E	□轻度增高，监测尿酸，减少摄入高嘌呤类食物，多饮水，适当服用碳酸氢钠 □痛风发作，停用相关药物	穿刺活检，鉴别痛风、感染、自身免疫性疾病
	男子乳房发育		□H □Eto/Pto	必要时停药，症状可改善	—
	脱发		□H □Eto/Pto	一般不严重，无须特殊处理，停药后毛发会重新生长	病理性、药物性脱发

续表

不良反应	临床表现或检查结果	可疑药物	分级及处理	鉴别诊断
运动系统损伤	肌肉、骨骼损伤（肌肉和关节疼痛）	□ Z、□ Bdq □ FQs、□ E	□ 轻度，用非甾体类抗炎药物（吲哚美辛 50 mg/次，2 次/天；或布洛芬 400 ～ 800 mg/次，3 次/天），降低可疑药物剂量 □ 严重疼痛，不能缓解者，停用可疑药物	—
	肌腱炎、肌腱断裂	□ FQs	□ 预防，加强宣教，合理运动 □ 制动，减轻关节负荷，减少用药剂量或停用 FQs；予布洛芬 400 mg/次，4 次/天	—
其他	继发皮肤、黏膜念珠菌病	□ FQs	□ 局部进行抗真菌治疗或短期内口服有效的抗真菌药	HIV 感染；长期应用抗生素

11　抗结核药物性肝损伤

11.1　抗结核药物性肝损伤的相关危险因素调查

表 11-1　抗结核药物性肝损伤的相关危险因素调查

影响因素及病因	内容
遗传学因素	家族药物性肝损伤病史
非遗传性因素	高龄
	乙型病毒性肝炎
	丙型病毒性肝炎
	其他型病毒性肝炎
	基础肝病（酒精性肝病、脂肪肝、肝硬化等）
	HIV 感染
	营养不良或低蛋白血症
	严重结核病引起营养不良、低蛋白血症、免疫功能异常
非抗结核药物	唑类抗真菌药
	甲氨蝶呤
	抗痉挛药
	氟烷
	对乙酰氨基酚
	抗反转录病毒药物
	既往使用抗结核药出现肝损伤病史
	药物过敏

续表

影响因素及病因		内容
抗结核药物	发生 DILI 频率较高药物	□ H □ R □ Z □ Pto □ PAS □ Rfb □ RFT
	发生 DILI 频率较低药物	□ Lfx □ Mfx □ E □ Cfz □ Bdq □ Dlm □ Clr □ Ipm-Cln □ Mpn □ 阿莫西林/克拉维酸钾
	发生 DILI 频率极低药物	□ 氨基糖苷类 □ Cm □ Cs □ Lzd
其他因素		过量饮酒
		自身免疫性肝病等

11.2 RUCAM 因果关系评分量表

表 11-2 RUCAM 因果关系评分量表

药物：　初始 ALT：　　初始 ALP：　　R 值 =（ALT/ULN）/（ALP/ULN）=					
肝损伤类型：肝细胞型（R ≥ 5.0），胆汁淤积型（R ≤ 2.0），混合型（2.0 < R < 5.0）					
	肝细胞型		胆汁淤积或混合型		评分
1. 服药至发病时间					
不相关	反应前已开始服药或停药后超过 15 天		反应前已开始服药或停药后超过 30 天		无相关性
未知	无法计算服药至发病时间				无法评价
	初次治疗	再次用药	初次治疗	再次用药	评分
从用药开始					
提示	5 ~ 90 天	1 ~ 15 天	5 ~ 90 天	1 ~ 90 天	+2
可疑	< 5 天或 >90 天	> 15 天	< 5 天或 > 90 天	> 90 天	+1
从停药开始					
可疑	≤ 15 天	≤ 15 天	≤ 30 天	≤ 30 天	+1
2. 病程	ALT 峰值与 ULN 之间的变化		ALP（或总胆红素）峰值与 ULN 之间的变化		
停药后					
高度提示	8 天降低 > 50%		不适用		+3
提示	30 天内降低 ≥ 50%		180 天内下降 ≥ 50%		+2
可疑	在 30 天后不适用		180 天内下降 < 50%		0
无结论	没有相关资料或在 30 天后下降 ≥ 50%		不变、上升或没有资料		0
与药物作用相反	30 天后下降 < 50% 或再升高		不适用		−2
若继续用药					
无结论	所有情况		所有情况		0
3. 危险因素	酒精		酒精或怀孕		
有					+1
无					0
年龄 ≥ 55 岁					+1
年龄 < 55 岁					0

续表

	肝细胞型	胆汁淤积或混合型	评分
4. 伴随用药			
伴随用药，或无资料，或伴随用药至发病时间不相符			0
伴随用药至发病时间相符合			−1
伴随用药已知有肝毒性且至发病时间提示或相符			−2
伴随用药的肝损伤证据明确（再次反应呈阳性，或与肝损伤明确相关并有典型的警示标志）			−3
5. 除外其他原因			
（1）急性甲型肝炎（抗 HAV-IgM+），或 HBV 感染（HBsAg 和／或抗 HBc-IgM+）或 HCV 感染（抗 -HCV+ 和／或 HCV RNA+，伴有相应的临床病史）；胆道梗阻（影像检查证实）；酒精中毒（过量饮酒史且 AST/ALT ≥ 2）；近期有急性低血压、休克或肝脏缺血史（发作 2 周以内）（2）合并自身免疫性肝炎、脓毒症、慢性乙型肝炎或丙型肝炎、原发性胆汁性胆管炎（PBC）或原发性硬化性胆管炎（PSC）等基础疾病；或临床和／或实验室提示 CMV、EBV 或 HSV 感染	所有原因，包括（1）和（2）完全排除		+2
	（1）中所有原因排除		+1
	（1）中 4 ～ 5 个原因排除		0
	（1）中少于 4 个原因被排除		−2
	非药物因素可能性高		−3
6. 药物既往肝损伤的信息			
肝损伤反应已在说明书中注明			+2
肝损伤反应未在说明书中注明，但曾有报道			+1
无相关报告			0
7. 再用药反应			
阳性	再次单用该药 ALT 升高 ≥ 2 倍 ULN	再次单用该药 ALP（或总胆红素）升高 ≥ 2 倍 ULN	+3
可疑	再次联用该药 ALT 升高 ≥ 2 倍 ULN	再次联用该药 ALP（或总胆红素）升高 ≥ 2 倍 ULN	+1
阴性	再次单用该药 ALT 升高，但低于 ULN	再次单用该药 ALP（或总胆红素）升高，但低于 ULN	−2
未做或不可判断	其他情况	其他情况	0

注：ALP-碱性磷酸酶；ALT-谷丙转氨酶；HAV-甲型肝炎病毒；HBV-乙型肝炎病毒；HCV-丙型肝炎病毒；CMV-巨细胞病毒；EBV-EB 病毒；HSV-单纯疱疹病毒

11.3　药物性肝损伤的诊断

表 11-3　药物性肝损伤诊断表

项目		内容	选项
临床类型	肝细胞损伤型	ALT ≥ 3 倍 ULN，且 R^* ≥ 5	
	胆汁淤积型	ALP ≥ 2 倍 ULN，且 R ≤ 2	
	混合型	ALT ≥ 3 倍 ULN，ALP ≥ 2 倍 ULN，且 2 < R < 5	
病程	急性 DILI	指药物本身或其代谢产物引起的肝脏损害，病程在 6 个月以内	
	慢性 DILI	指 DILI 发生 6 个月后，血清 ALT、AST、ALP 及总胆红素仍持续异常，或存在门静脉高压或慢性肝损伤的影像学和组织学证据	
RUCAM 评分	极可能	> 8 分	
	很可能	6 ～ 8 分	
	可能	3 ～ 5 分	
	不太可能	1 ～ 2 分	
	可排除	≤ 0 分	
严重程度分级	0 级（无肝损伤）	耐受暴露药物，无肝毒性反应	
	1 级（轻度肝损伤）	ALT 和 / 或 ALP 呈可恢复性升高，总胆红素 < 2.5 倍 ULN，INR < 1.5 倍 ULN；有或无乏力、恶心、厌食、右上腹痛、黄疸、瘙痒、皮疹或体重减轻等	
	2 级（中度肝损伤）	ALT 和 / 或 ALP 升高，总胆红素 ≥ 2.5 倍 ULN，或虽无总胆红素增高但 INR ≥ 1.5 倍 ULN；症状较 1 级加重	
	3 级（重度肝损伤）	ALT 和 / 或 ALP 升高，总胆红素 ≥ 5 倍 ULN，伴或不伴 INR ≥ 1.5 倍 ULN；症状较 2 级加重，需要住院治疗或住院时间延长	
	4 级（急性肝功能衰竭 ALF）	ALT 和 / 或 ALP 升高，总胆红素 ≥ 10 倍 ULN（171 μmol/L）或每日升高 ≥ 10 mg/L 或 17.1 μmol/L，INR ≥ 2.0 倍 ULN 或凝血酶原活动度（PTA）< 40%，可同时出现腹水、肝性脑病或与 DILI 相关的其他器官功能衰竭	
	5 级（致命）	因 DILI 死亡，或需接受肝移植才能存活	

续表

	项目	内容	选项
确诊病例	☐ 1	有可能引起肝损伤的抗结核药物史，且发生时间与 DILI 发病规律一致，多数发生在抗结核药物使用后 5 天至 2 个月，有特异质反应者，可在 5 天内发生	
	☐ 2	停药后异常肝脏生化指标迅速恢复，提示 DILI 的发生，肝细胞损伤型患者血清 ALT 峰值水平在 8 天内下降＞50% 为高度提示，在 30 天内下降≥50% 为重要提示，胆汁淤积型患者血清 ALP 或总胆红素峰值水平在 180 天内下降≥50% 为重要提示	
	☐ 3	必须排除其他病因或疾病所致的肝损伤	
确诊病例	☐ 4	再次用药反应呈阳性：再次用药后出现肝功能损伤	
	评价标准	☐ 1+2+3 ☐ 前 3 项中有 2 项符合，加上第 4 项符合任一条可确诊	
疑似病例	1	用药与肝损伤之间存在合理的时序关系，但同时存在可能导致肝损伤的其他病因或疾病状态	
	2	用药与发生肝损伤的时序关系未达到相关性评价的提示水平，但也缺少导致肝损伤的其他病因或疾病的临床证据	
	3（采用 RUCAM 评分进行量化评估）	☐ 8 分以上极可能　☐ 6～8 分很可能 ☐ 3～5 分可能　　　☐ 1～2 分不太可能 ☐ 0 分及以下可排除	
	评价标准	符合第 1 或第 2 项，再进行第 3 项的量化评估	
诊断格式举例		药物性肝损伤，肝细胞损伤型，急性，RUCAM 9 分（极可能），严重程度为 3 级	

注：＊R 值＝（ALT 实测值/ALT ULN）/（ALP 实测值/ALP ULN）

11.4 药物性肝损伤的处理

表 11-4 药物性肝损伤处理方法

停抗结核药		加抗结核药		治疗方法
停药条件	停药方法	加药条件	加药方法	
ALT＜3倍ULN，无明显症状及黄疸	酌情停用肝损伤发生频率高的抗结核药物	—	—	1. 一般治疗：休息、营养支持、维持水和电解质及热量平衡； 2. 保肝：甘草酸制剂、还原型谷胱甘肽、双环醇、水飞蓟素制剂、硫普罗宁、必需磷脂、葡醛内酯； 3. 降低胆红素：腺苷蛋氨酸、熊去氧胆酸、茴三硫、茵栀黄、门冬氨酸钾镁； 4. 降酶：联苯双酯； 5. 改善肝细胞能量代谢：腺苷三磷酸、辅酶A、肌苷、维生素等； 6. 重度肝损伤及肝衰竭：N-乙酰半胱氨酸（NAC）、人工肝、肝移植
ALT≥3倍ULN	停用肝损伤相关的抗结核药物	ALT＜3倍ULN	加用链霉素或阿米卡星、异烟肼、乙胺丁醇，每周复查肝功能，若肝功能进一步恢复，则加用利福平或利福喷丁；待肝功能恢复正常后，视其基础肝脏情况等考虑是否加用吡嗪酰胺	
ALT≥3倍ULN，或总胆红素≥2倍ULN	停用肝损伤相关的抗结核药物	ALT＜3倍ULN，总胆红素＜2倍ULN	加用链霉素或阿米卡星，乙胺丁醇和氟喹诺酮类药物，若肝功能进一步恢复则加用异烟肼；待肝功能恢复正常后，视其结核病严重程度及基础肝脏情况等考虑是否加用利福喷丁或吡嗪酰胺	
ALT≥5倍ULN，或 ALT≥3倍ULN伴黄疸、恶心、呕吐、乏力等症状，或总胆红素≥3倍ULN	立即停用所有与肝损伤相关的抗结核药物，监测PTA变化，积极保肝			
肝损伤合并过敏反应（发热、皮疹等）	立即停用全部抗结核药物	机体过敏反应全部消退	逐个试药。试药原则：先试用未曾用过的药物，此后按照药物致敏可能性由小到大，逐步试药。如考虑为利福平引起的超敏反应，不建议再次试用	1. 抗过敏； 2. 糖皮质激素：用于超敏或自身免疫征象明显且停用肝损伤药物后生化指标改善不明显，甚至继续恶化者，应权衡治疗收益和可能的不良反应，以避免结核病情加重

12 营养评估及干预

12.1 营养风险筛查

表 12-1 营养风险筛查（NRS）2002

姓名：	性别：		年龄	身高	cm	体重：	kg	BMI：		蛋白：	g/L
疾病诊断：						科室：			住院号：		
住院日期：			手术日期：			测评日期：					
NRS2002 营养风险筛查总评分（疾病有关评分 + 营养状态评分 + 年龄评分）：　　　　分											

疾病评分	评分 1 分：髋骨骨折□　慢性疾病急性发作或有并发症者□　慢性阻塞性肺病 □ 　　　　　血液透析□　肝硬化□　糖尿病□　一般恶性肿瘤患者□ 评分 2 分：腹部大手术□　脑卒中□　重度肺炎□　血液恶性肿瘤□ 评分 3 分：颅脑损伤□　骨髓移植□　大于 APACHE 10 分的 ICU 患者□
小结：疾病有关评分＿＿＿＿＿＿＿	
营养状态	1. BMI（kg/m²）□小于 18.5（3 分）。注：因严重胸腹水、水肿得不到准确 BMI 值时，无严重肝肾功能异常者，用白蛋白替代（按 ESPEN 2006，g/L）（＜ 30 g/L，3 分） 2. 体重下降 >5% 是在□ 3 个月内（1 分）　□ 2 个月内（2 分）　□ 1 个月内（3 分） 3. 一周内进食量：较从前减少□ 25%～50%（1 分）　□ 51%～75%（2 分）□ 76%～100%（3 分）
小结：营养状态评分＿＿＿＿＿＿＿	
年龄评分	年龄 >70 岁（1 分），年龄＜ 70 岁（0 分）
小结：年龄评分＿＿＿＿＿＿＿	
对于表中没有明确列出诊断的疾病参考以下标准，依照调查者的理解进行评分。 1 分：慢性疾病患者因出现并发症而住院治疗，患者虚弱但不需卧床；蛋白质需要量略有增加，但可通过口服补充来弥补； 2 分：患者需要卧床，如腹部大手术后；蛋白质需要量相应增加，但大多数人仍可以通过肠外或肠内营养支持得到恢复； 3 分：患者在加强病房中靠机械通气支持；蛋白质需要量增加而且不能被肠外或肠内营养支持所弥补；但是通过肠外或肠内营养支持可使蛋白质分解和氮丢失明显减少	
处理：	
总分值≥ 3 分：（或胸腔积液、腹水、水肿且血清蛋白＜ 35 g/L 者）患者处于营养不良或营养风险，需要营养支持，结合临床，制订营养治疗计划； 总分值＜ 3 分：每周复查营养风险筛查。以后复查的结果如果≥ 3 分，即进入营养支持程序； 如患者计划进行腹部大手术，就在首次评定时按照新的分值（2 分）评分，并最终按新总评分决定是否需要营养支持（≥ 3 分）	

12.2 营养支持干预

表 12-2 不同年龄轻体力活动的能量需要量

人群分类	幼儿（kcal/天）		儿童青少年（kcal/天）			成人（kcal/天）		老年人（kcal/天）
	2～3岁	4～6岁	7～10岁	11～13岁	14～17岁	18～49岁	50～64岁	65岁以上
能量需要量	1000～1250	1200～1400	1350～1800	1800～2050	2000～2500	1800～2250	1750～2100	1500～2050

注：幼儿为中体力活动水平

表 12-3 不同能量需要水平的平衡膳食模式和食物量

食物种类（g）	不同能量摄入水平（kcal）										
	1000	1200	1400	1600	1800	2000	2200	2400	2600	2800	3000
谷类	85	100	150	200	225	250	275	300	350	375	400
—全谷物及杂豆	适量					50～150			—	—	—
薯类	适量					50～150			125	125	125
蔬菜	200	250	300	300	400	450	450	500	500	500	600
—深色蔬菜	占所有蔬菜的二分之一										
水果	150	150	150	200	200	300	300	350	350	400	400
畜禽肉类	15	25	40	40	50	50	75	75	75	100	100
蛋类	20	25	25	40	40	50	50	50	50	50	50
水产品	15	20	40	40	50	50	75	75	75	100	125
乳制品	500	500	350	300	300	300	300	300	300	300	300
大豆	5	15	15	15	15	15	25	25	25	25	25
坚果	—	适量		10	10	10	10	10	10	10	10
烹调油	15～20	20～25		25	25	25	30	30	30	35
食盐	＜2	＜3	＜4	＜6	＜6	＜6	＜6	＜6	＜6	＜6	＜6

注：膳食宝塔的能量范围在 1600～2400 kcal，薯类为鲜重

表 12-4　不同身体活动水平的成年人食物份数

食物组	份（g）	轻度身体活动水平		中度身体活动水平		重度身体活动水平	
		男性	女性	男性	女性	男性	女性
谷类	50～60	5.5	4.5	7.0	5.0	8.0	6.0
薯类	80～85	1.0	0.5	1.5	1.0	1.5	1.5
蔬菜	100	4.5	4.0	5.0	4.5	6.0	5.0
水果	100	3.0	2.0	3.5	3.0	4.0	3.5
畜禽肉类	40～50	1.5	1.0	1.5	1.0	2.0	1.5
蛋类	40～50	1.0	1.0	1.0	1.0	1.0	1.0
水产品	40～50	1.5	1.0	1.5	1.0	2.5	1.5
大豆	20～25	1.0	0.5	1.0	0.5	1.0	1.0
坚果	10	1.0	1.0	1.0	1.0	1.0	1.0
乳制品	200～250	1.5	1.5	1.5	1.5	1.5	1.5
食用油	10	2.5	2.5	2.5	2.5	3.0	2.5

表 12-5　常见食物的标准分量（以可食用部分计）

食物类别		g/份	能量（kcal）	备注
谷类		50～60	160～180	面粉 50 g = 馒头 70～80 g； 大米 50 g = 米饭 100～120 g
薯类		80～100	80～90	红薯 80 g = 马铃薯 100 g （能量相当于 0.5 份谷类）
蔬菜类		100	15～35	高淀粉类蔬菜如甜菜、鲜豆类，应注意能量的不同，每份的用量应减少
水果类		100	40～55	梨和苹果 100 g，相当于高糖水果大枣 25 g、柿子 65 g
畜禽肉类	瘦肉（脂肪含量＜10%）	40～50	40～55	瘦肉的脂肪含量＜10%； 肥瘦肉的脂肪含量 10%～35%； 肥肉、五花肉脂肪含量一般超过 50%，应少量食用
	肥瘦肉（脂肪含量 10%～35%）	20～25	65～80	

续表

食物类别		g/ 份	能量（kcal）	备注
水产品类	鱼类	40～50	50～60	鱼类蛋白质含量15%～20%，脂肪1%～8%；虾贝类蛋白质含量5%～15%，脂肪0.2%～2%
	虾贝类		35～50	
蛋类（含蛋白质7 g）		40～50	65～80	一般鸡蛋50 g，鹌鹑蛋10 g，鸭蛋80 g
大豆类（含蛋白质7 g）		20～25	65～80	黄豆20 g = 北豆腐60 g = 南豆腐110 g = 内酯豆腐120 g = 豆干45 g = 豆浆360～380 g
坚果类（含油脂5 g）		10	40～55	淀粉类坚果相对能量低，如葵花籽仁10 g = 板栗25 g = 莲子20 g（能量相当于0.5份油脂类）
乳制品	全脂（含蛋白2.5%～3%）	200～250 mL	110	液态奶200 mL= 奶酪20～25 g= 奶粉20～30 g；全脂液态奶，脂肪含量约3%；脱脂液态奶，脂肪含量＜0.5%
	脱脂（含蛋白2.5%～3%）	200～250 mL	55	
水		200～250 mL	0	

第三部分

结核病管理质量控制

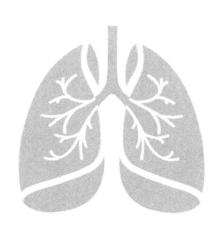

13　利福平耐药结核病治疗管理

13.1　利福平耐药结核病治疗前依从性教育

表 13-1　利福平耐药结核病治疗前依从性教育表

教育要点	详细教育内容	是否执行	备注
强调保密性	医务人员应对患者的个人信息及病情保密		
预防传染他人	结核病主要经空气传播，传染源主要是痰涂片呈阳性的肺结核患者；患者应积极接受治疗，打喷嚏或咳嗽时掩捂口鼻，避免将细菌大量排放到空气中		
解释依从性的概念	依从性是指耐药结核患者严格遵从医务人员制订的治疗方案，在正确时间服用正确剂量的药物，按时随访；良好的治疗依从性能够有效地提高治疗效果，提高治愈率，降低病死率		
抗耐多药结核治疗的好处	杀灭病菌，促进身体恢复，降低把耐药结核传播给他人的风险		
抗耐多药结核的方案、服药时间和具体方法	使用实物药物详细介绍并做示范，直至患者能准确地重复服药的剂量和时间		
服药可能出现的不良反应及处理措施	可能的不良反应有纳差、恶心、呕吐、皮肤黄染、皮疹、皮肤瘙痒、发热等症状，发生不良反应后应及时到医院复诊，不要擅自停药		
告知依从性的重要性	耐药结核病治疗需要患者坚持密切配合，如不按时随访，可能导致医生不能及时根据病情变化制定应对措施；不按医嘱服药，包括漏服、擅自停药均可能导致药物失效，对治疗不利		
按时服药措施的教育	与患者一起讨论，制定最适合患者的服药提醒方式，包括家人、朋友或社区卫生人员支持体系，手机、闹钟等工具，如何融入日常生活习惯等		
让患者了解二线结核药的减免政策，珍惜减免费用的治疗机会	介绍减免药物的种类，占总费用的比例，要求患者在治疗期间按时复查		
患者签名：　　　　　　　　　　　　　　　　年　　月　　日			
医生签名：　　　　　　　　　　　　　　　　年　　月　　日			

13.2 利福平耐药结核病患者临床适宜性评估

表 13-2 利福平耐药结核病患者临床适宜性评估表

评估要点	量化内容（每项5分，回答"是"得5分，回答"否"得0分）	是或否	评分	备注
患者生活环境及基本情况	1. 配合医生接受利福平耐药结核病治疗			
	2. 知晓自己的病情			
	3. 具备生活自理能力			
	4. 第一次进行利福平耐药结核病治疗			
	5. 既往无擅自停止服用抗结核药物（如回答"否"，在备注栏填写擅自停药原因）			
	6. 家人知道自己的病情			
	7. 有服药支持体系，包括家人、朋友和社区的支持			
	8. 无频繁出差、外出打工或住宿不稳定的情况			
	9. 无家庭不和睦或家庭暴力			
	10. 能承担利福平耐药结核病治疗费用			
患者个人情况	11. 无吸烟、酗酒或吸毒			
	12. 无人身自由限制（如因犯或其他原因）			
	13. 无精神病/抑郁症			
	14. 无其他疾病正在长期用药治疗（如有需长期服药的慢性疾病，预计未来服药时间≥6个月，在备注栏填写疾病名称）			
	15. 不属于低龄儿童（≤10岁）或高龄老人（≥80岁）			
医生评估患者是否适宜接受治疗（本栏目由医生评估）	16. 患者已经知晓自身病情、治疗目的、用药方案、可能存在的不良反应及如何应对等内容			
	17. 预估患者能遵医嘱，按时复查领药			
	18. 不属于重症患者，无合并肺外结核			
	19. 患者无二线抗结核药物用药的禁忌证			
	20. 患者无心、肝、肺、肾等重要脏器终末期功能衰竭			
总分	本评分表满分为100分。≥90分，表明依从性良好；80～90分，应加强治疗前依从性教育；<80分或第18、19、20条不得分的患者不建议纳入项目			
	患者签名：	年	月	日
	医生签名：	年	月	日

13.3 耐药结核病治疗过程中依从性促进教育评估

表 13-3 耐药结核病治疗过程中依从性促进教育评估表

随访步骤	依从性教育内容 （每项 1 分，回答"是"得 1 分，回答"否"得 0 分）	是或否	评分
依从性评估	1. 遵医嘱按时来院复查取药（前后相差≤ 10 天）		
	2. 患者本人前来		
	3. 患者症状有好转（无症状患者视为好转），病灶有吸收		
	4. 无频繁出差、外出打工或住宿不稳定		
	5. 可以耐受抗耐药结核的药物		
	6. 无吸烟、酗酒或吸毒		
	7. 本次随访周期按时服药率≥ 95%		
	8. 没有其他正在长期用药治疗的疾病（服药时间≤ 6 个月）		
	9. 提醒自己服药的方法能够发挥作用		
	10. 有继续接受抗耐药结核病治疗的意愿		
依从性评价	□依从性好（10 分） □依从性一般（8 ～ 9 分） □依从性差（≤ 7 分）		
依从性促进教育	1. 与患者一同回顾服药方案，询问其对抗耐药结核病治疗的认识，强调依从性的重要性，确保患者理解正确的信息； 2. 了解患者是否有不良反应并及时处理，为患者提供应对方式，一起解决问题； 3. 了解患者生活是否有变化，是否出现新的障碍，帮助寻找缓解的方法		
治疗情况	□继续原方案治疗 □因治疗效果不佳，更换方案 □因患者不能耐受抗结核药物，更换方案 □因患者死亡终止治疗 □因患者拒绝接受治疗终止方案 □其他		
临床管理建议			
	患者签名：	年 月 日	
	医生签名：	年 月 日	

13.4 耐药结核病的不良反应及疗效监测频率

表 13-4 耐药结核病的不良反应及疗效监测频率表

监测项目	治疗时长（月）															
	0	1	2	3	4	5	6	8	10	12	14	16	18	20	22	24
痰涂片	√	√	√	√	√	√	√	√	√	√	√	√	√	√	√	√
痰培养	√	√	√	√	√	√	√	√	√	√	√	√	√	√	√	√
肝功能	√	√	√	√	√	√	√	√	√	√	√	√	√	√	√	√
肾功能	√	√	√	√	√	√	√									
血、尿常规	√	√	√	√	√	√	√	√	√							√
电解质	√															
胸部影像	√			√			√			√			√			√
TSH	√															
听力	√															
视野与色视	√															
体重	√	√	√	√	√	√	√	√	√	√	√	√	√	√	√	√

注："√"为需要检查的月份

13.5 抗利福平耐药结核病患者丢失原因调查

表 13-5 抗利福平耐药结核病患者丢失原因调查表

治疗方案：	服药总时长：
治疗起始时间：	治疗停止时间：
调查方式	□电话调查 □问卷调查 □当面谈话 □疾控中心协助调查反馈 □其他_____
患者方面因素	□担心服药治疗会暴露身份和病情 □生活不能自理，随访领药不方便 □选择其他方法治疗，如中医治疗，放弃西医治疗 □与医务人员不能有效沟通 □不相信治疗有效 □年龄大了，不想治疗 □患者已死亡 □其他_____
治疗相关因素	□难以耐受药物不良反应 □认为医务人员态度不好 □医务人员对病情和治疗方案解释不到位 □其他_____
社会环境因素	□家人不支持 □经济条件不允许 □频繁出差、外地打工或住宿不稳定 □囚禁或其他原因的人身不自由 □其他_____
小结（最主要的丢失原因）	
临床管理建议	

调查人_____ 调查时间_____

13.6 利福平耐药结核病患者死亡原因调查

表 13-6 利福平耐药结核病患者死亡原因调查表

患者姓名_____ 性别_____ 年龄_____ 住院号_____ 门诊号_____

治疗方案		
已完成的治疗天数		死亡时间
非疾病相关的因素	□车祸等其他意外事件 □自杀 □他杀（谋杀） □其他_____	
耐药结核病相关的因素	□大咯血导致窒息或失血性休克 □肺功能衰竭 □耐药肺结核引起慢性肺源性心脏病 □耐药结核病引起恶病质 □抗耐多药结核药物引起严重不良反应，如急性重型肝炎、肝功能 衰竭、肾衰竭等 □其他_____	
非耐药结核病相关，但与 其他疾病相关的因素	□糖尿病 □艾滋病 □心脑血管疾病，病名_____ □肝肾疾病，病名_____ □其他_____	
小结 （患者死亡的直接原因）		
临床管理建议		
	分析人： 年 月 日	

13.7　利福平耐药结核病患者治疗质量控制考核评分

表 13-7　利福平耐药结核病患者治疗质量控制考核评分表

考核内容	具体要求	评分依据	考核方法	评分	评价
1. 治疗前患者依从性教育	1. 使用患者治疗前依从性教育表（表13-1）； 2. 使用临床适宜性量化评估表（表13-2）； 3. 教育频次、内容、质量到位	共5分： 1. 具有依从性教育清单得1分，否则不得分； 2. 具有临床适宜性量化评估表评分得1分，否则不得分； 3. 能清楚讲述教育的要点内容和个体化差异处理得1分，否则不得分； 4. 治疗前教育至少2次，次数达标得1分，否则不得分； 5. 现场观察或模拟基本到位得1分，否则不得分	1. 查看职责分工； 2. 查看依从性教育表和临床适宜性量化评估表； 3. 现场考核治疗前患者依从性教育过程； 4. 访谈医务人员； 5. 随机访谈患者		
2. 治疗过程中依从性促进活动	使用治疗过程中依从性促进教育评估表（表13-3）地开展依从性教育活动，争取患者达到90%以上的依从性	共4分： 1. 有依从性促进教育的材料得1分，否则不得分； 2. 每月至少开展1次依从性促进教育1分，否则不得分； 3. 有耐多药患者组织依从性教育得1分，否则不得分； 4. 有促进患者依从性的措施得1分，否则不得分	1. 访谈医务人员； 2. 访谈患者； 3. 查看痕迹资料		

续表

考核内容	具体要求	评分依据	考核方法	评分	评价
3.治疗过程中的不良反应及疗效监测	1.每例项目患者均需监测，以评价疗效和及时发现药物不良反应，保证患者治疗依从性；2.监测项目，时间及频率符合《耐多药肺结核防治管理工作方案（2012）》规定（表13-4）	共4分：1.监测频率合理得1分，否则不得分；2.监测项目合理得1分，否则不得分；3.检查结果记录入病案得1分，否则不得分；4.对检查结果有分析得1分，否则不得分	1.访谈医务人员；2.访谈患者；3.查看病历资料		
4.治疗中丢失患者的管理	1.定期对治疗中丢失患者进行丢失原因的分析（表13-5）；2.获得疾控中心的支持，寻找到丢失的患者，通过规范的咨询和教育，动员失访的患者在丢失前（≤8周）重新回归项目治疗	共4分：1.有针对未按时随访的患者的处理措施得1分，否则不得分；处理措施在未按时随访后4周内得1分，否则不得分；2.每月对治疗中的丢失患者情况进行梳理及联系得1分，无梳理不得分；3.有丢失原因的分析得1分，无分析不得分；4.丢失患者名单及时通报本院疫情室得1分，无通报不得分	1.现场查看资料；2.访谈患者		
5.治疗过程中患者死亡原因分析	发生在治疗过程中死亡的患者，必须进行原因分析，根据原因采取措施降低病死率的有效措施（表13-6）	共4分：1.每季度对治疗死亡患者进行梳理（共1分），无梳理不得分；2.每季度进行死亡原因的分析（共2分），无梳理不得分；3.把死亡患者名单及时通报本院疫情室（共1分），否则不得分	1.查看痕迹资料；2.现场访谈		

14　广西结核病定点医院专科考核

表 14-1　广西结核病定点医院专科考核评分表（总分 100 分）

项目	考核指标	指标要求	考核办法
病原学检查指标（30分）	肺结核患者病原学阳性率[1]	≥ 50%	未达标，每下降 1 个百分点扣 1 分
	病原学阳性肺结核患者耐药筛查率[2]	结核分枝杆菌培养和（或）分子生物学检查达到 90%	未达标，每漏筛查 1 例扣 1 分
	利福平耐药肺结核高危人群筛查率[3]	结核分枝杆菌培养和/或分子生物学检查达到 95%	未达标，每漏筛查 1 例扣 1 分
患者发现（20分）	规范查痰情况	规范查痰率[4] ≥ 90%	未达标，未规范查痰每 1 例扣 1 分
	涂阴肺结核患者的痰培养和/或分子生物学检查率	≥ 90%	未达标，每漏筛查 1 例扣 1 分
	肺结核患者登记管理率	肺结核疫情报告率 100%	①漏报 1 例扣 2 分；②迟报 1 例扣 0.2 分 / 天；③迟报 10 天以上视同漏报

续表

项目	考核指标	指标要求	考核办法
患者治疗管理（30分）	病原学阴性肺结核规范诊断率	指病原学阴性肺结核患者按照国家相关技术规范进行规范诊断[5]，最终诊断具有充足依据的患者，达到90%	未达标，每例扣1分。包括但不局限于以下列出的5项指标： ①成立肺结核诊断小组，成员由包括结核科/呼吸科、检验科和放射科在内的3名以上医师组成； ②对所有疑似肺结核患者开展分枝杆菌病原学检查； ③暂时不能确诊而疑似其他致病菌感染的患者，可进行2周以内的经验性抗感染治疗或使用其他检查方法进一步确诊，抗感染治疗不能使用喹诺酮类、氨基糖苷类等具有明显抗结核分枝杆菌活性的药品； ④暂时不能确诊而高度疑似为活动性肺结核的患者，可使用利福平敏感治疗方案进行诊断性抗结核治疗2个月，再做进一步确诊； ⑤县（区）级肺结核诊断小组要定期对在治的病原学阴性肺结核病例进行讨论，及时更正过诊、误诊。
	标准治疗方案使用率[6]	地（市）级定点医院≥70%；县（区）级定点医院≥80%	未达标，每例扣1分
	肺结核患者规范治疗	指药物剂量、个体化治疗等方面符合国家相关技术规范的要求[7]；个体化治疗方案使用率：地（市）级定点医院＜30%，县（区）级定点医院＜20%	未达标，每例扣1分。包括但不局限于以下列出的5项指标： ①完善治疗前检查，处置基础病、并发症； ②制订合理的个体化治疗方案； ③用药剂量、用法及配伍合理； ④不良反应诊断，处置合理； ⑤病历完整记录检查结果、诊断、治疗方案及个体化治疗依据。
	利福平耐药结核病患者纳入治疗率（仅针对耐药结核病定点医院进行考核）	≥50%	未达标，每下降1个百分点扣0.5分

续表

项目	考核指标	指标要求	考核办法
结核病医疗质量管理(20分)	院内转诊率	门诊患者初步检查发现疑似、临床诊断、确诊肺结核，转诊至结核门诊就诊，转诊率100%；住院患者诊断肺结核，院内会诊，会诊率100%	①非结核科门诊接诊处置肺结核患者，扣2分/例；②非结核科住院患者诊断肺结核后，3个工作日后未申请会诊的[8]，扣1分/例；③院内会诊意见需要转诊而未转诊的，扣2分/例
	病案规范管理	病案符合医疗机构病历书写的相关技术规范[9]	未达标，每例扣1分。包括但不局限于以下列出的5项指标：①规范书写结核病患者门诊病案；②住院病历体现三级查房诊治指导意见；③重大检查、治疗方案有记录；④治疗前签署抗结核治疗知情同意书；⑤疗效、不良反应的观察及处理有记录。

注：〔1〕病原学阳性包括抗酸杆菌涂片、分枝杆菌培养、分子生物学检查报告为阳性。

〔2〕利福平耐药患者统计范围包括表型药物敏感性试验（DST）、分子DST提示对利福平耐药的患者，利福平耐药结核病患者列入耐多药患者管理。

〔3〕耐药高危人群包括：①慢性排菌肺结核患者（经多次不规则治疗后痰菌仍呈阳性的肺结核患者）；②密切接触耐多药肺结核患者的涂阳肺结核患者；③复治涂阳肺结核患者（包括复治失败的肺结核患者）；④治疗2个月末痰涂片仍呈阳性的初治涂阳肺结核患者；⑤初治失败肺结核患者。

〔4〕规范查痰指0月检查痰涂片不少于3份痰标本（即时痰、夜间痰和晨痰各1份）、1份痰分枝杆菌培养以及1份分子生物学检查；用于疗效评价的随访检查，每次不少于2份痰标本（夜间痰和晨痰各1份）。利福平敏感患者2、5、6（或8）月末复查痰涂片，对于第2个月末涂片阳性的患者需在第3个月末增加1次痰涂片及痰培养检查。利福平耐药性未知患者，每个治疗月末均要检查痰涂片。治疗期间任何时间出现病原学阳性，都要开展耐药检测。

〔5〕国家相关技术规范指《肺结核诊断（WS 288-2017）》《结核病分类（WS 196—2017）》《中国结核病预防控制工作技术规范（2020版）》《肺结核活动性判断规范及临床应用专家共识》等。

〔6〕国家相关技术规范指《中国结核病预防控制工作技术规范（2020版）》《中国耐多药和利福平耐药结核病治疗专家共识（2019年版）》《耐药结核病化学治疗指南（2019年简版）》等，利福平敏感或耐药性未知患者的推荐方案详见表9-1，利福平耐药结核病患者纳入耐多药结核病管理。

〔7〕国家相关技术规范指《中国结核病预防控制工作技术规范（2020版）》《抗结核药物性肝损伤诊治指南（2019年版）》《耐药结核病化疗过程中药品不良反应处理的专家共识》《2019中国中枢神经系统结核病诊疗指南》等。

〔8〕会诊科室：结核科。

〔9〕医疗机构病历书写的相关技术规范指《中国结核病预防控制工作技术规范（2020版）》《广西壮族自治区医疗机构病历书写规范与管理规定》

15 医院罹患活动性肺结核职工休假管理

15.1 医院罹患活动性肺结核职工申请及注销休假管理流程

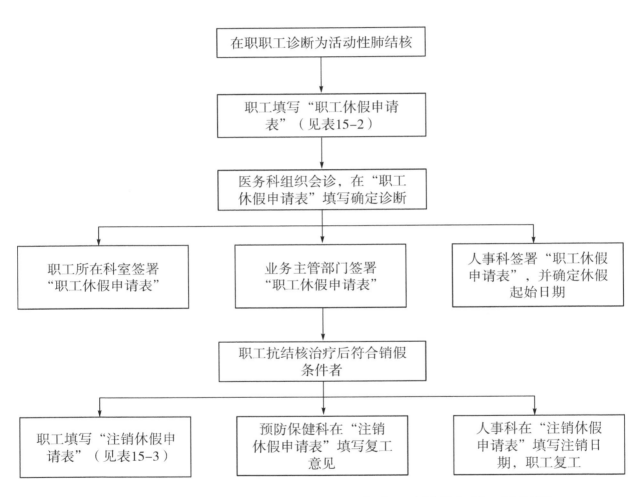

图 15-1 医院罹患活动性肺结核职工申请及注销休假管理流程图

15.2 职工申请及注销休假管理

表 15-1 职工申请及注销休假管理表

患者姓名： 性别： 年龄： 住院号 / 门诊号：

步骤	评估要点	检查结果	处理意见
休假条件	病原学检查	□ 1. 阳性	①第 1 ～ 7 项中符合任意 1 项均建议休假；②符合第 1 或第 2 项者，建议全程休假
	影像学检查	□ 2. 重症菌阴肺结核患者（包括有空洞 / 大片干酪状坏死病灶 / 粟粒性肺结核患者等）	
		□ 3. 胸腔积液（需要穿刺抽液），合并结核性脓胸、液气胸	
	症状	□ 4. 具有明显的肺结核症状	
	其他情况	□ 5. 气管支气管结核，需要介入治疗	
		□ 6. 严重肺外结核，如结核性脑膜炎等	
		□ 7. 出现抗结核药物引起的中重度不良反应	
复工条件	治疗疗程	□ 8. 经过规范治疗完成全疗程，初治、复治、耐多药患者分别达到其治愈或治疗成功的标准	①全程休假者复工需同时满足第 8、9 项；②非全程休假者复工需同时满足第 10、11、12 项
	细菌学检查	□ 9. 病原学阳性者痰菌转阴	
		□ 10. 非重症的病原学阴性者，治疗第 3 个月末、第 4 个月末痰涂片检查均呈阴性，并且至少一次痰培养检查为阴性（每次痰涂片检查的间隔时间至少满 1 个月）	
	影像学检查	□ 11. 病灶明显吸收	
	症状	□ 12. 症状改善	
休、复工证明书	休假证明书	"医院罹患活动性肺结核职工休假申请表"	签署申请书的部门：①医务科；②职工所在科室；③业务主管部门（临床医生及医技人员由医务科负责人签署，护理人员由护理部负责人签署，行政职能部门人员由人事科负责人签署）；④人事科
	复工证明书	"医院罹患活动性肺结核职工注销休假申请表"	签署申请书的部门：①预防保健科；②人事科

15.3 医院罹患活动性肺结核职工休假申请

表 15-2 医院罹患活动性肺结核职工休假申请表

姓名		性别		年龄		科室	
联系电话				身份证号			
确认诊断意见	医务科负责人签字：　　　　　　年　　月　　日　（盖科室章）						
所在科室意见	科室负责人签字：　　　　　　　年　　月　　日　（盖科室章）						
业务主管部门意见	业务主管部门负责人签字：　　　　年　　月　　日　（盖科室章）						
人事科意见	休假起始日期为　　年　　月　　日 人事科负责人签字：　　　　　　年　　月　　日　（盖科室章）						

15.4 医院罹患活动性肺结核职工注销休假申请

表 15-3 医院罹患活动性肺结核职工注销休假申请表

姓名		性别		年龄		科室	
联系电话				身份证号			
诊断				诊断时间			
预防保健科意见	根据《医院罹患活动性肺结核职工休假管理办法》，符合下述注销病假病情条件之一： □病原学阳性肺结核以及重症病原学阴性肺结核职工（包括有空洞/大片干酪状坏死病灶/粟粒性肺结核等）经过规范治疗完成全疗程，初治、复治、耐多药患者分别达到治愈或治疗成功的标准。 □病原学阴性肺结核患者（痰涂片≥3张阴性、痰快速分子检测呈阴性、痰结核菌培养呈阴性）经过2个月的规范治疗后，症状减轻或消失，胸部X线片提示病灶明显吸收。 医生签字： 　年　月　日						
人事科意见	休假注销日期为　　年　月　日 人事科负责人签字：　　年　月　日（盖科室章）						

16 学校结核病防控

16.1 学生晨检记录

表 16-1 学生晨检记录表

学校：＿＿＿＿＿＿＿　年级：＿＿＿＿＿＿＿　班级：＿＿＿＿＿＿＿　晨检日期：＿＿＿＿＿＿

登记人：＿＿＿＿＿　班级人数：＿＿＿＿　当日到校人数：＿＿＿＿＿＿＿＿＿＿＿＿＿＿＿

晨检时发现的传染病早期症状和疑似传染病的人数：＿＿＿＿＿＿＿＿＿＿＿＿＿＿＿＿＿＿＿

传染病早期症状和疑似传染病的学生详细情况													
姓名	性别	年龄	主要症状							是否就诊	就诊日期	返校日期	诊断结果	备注
			发热	皮疹	腹泻	呕吐	黄疸	咳嗽咳痰	喘息	其他					

填表说明：

①"登记人"由各班监测员担任，如实登记后通过班主任交给年级主任或其他指定人员；

②晨检中发现异常情况于当日9点前报学校教导处／医务室，特殊情况应第一时间报告学校分管领导和校长；

③需征集有症状学生的就诊信息并填入表内；

④咳嗽咳痰达2周及以上，或出现咯血、痰中带血者，应视为具有肺结核可疑症状，并在备注中注明；

⑤此表每天1页，每周由年级主任或指定人员汇总后，报教导处／医务室妥善保存以待检查

16.2 学生因病缺勤追踪记录

表 16-2 学生因病缺勤追踪记录表

学校：＿＿＿＿＿ 年级：＿＿＿＿＿ 班级：＿＿＿＿＿ 日期：＿＿＿＿＿ 登记人：＿＿＿＿＿

姓名	性别	年龄	主要症状	是否就诊	就诊日期	返校日期	诊断结果	备注

填表说明：

①"登记人"由各班班主任担任，如实登记后报年级主任；

②学生因病缺勤情况于应于当日 9 点前报告至学校教导处／医务室，特殊情况应于第一时间报告学校分管领导和校长；

③此表每周由年级主任汇总后，报教导处／医务室妥善保存以待检查；

④"诊断结果"需附医院诊断证明书

16.3 学校结核病病例处置告知书

学校结核病病例处置告知书

告知书编号：_____

出现病例单位：_____ 地址：_____

负责人：_____ 联系电话：_____

病例概况：
（包括患者详细信息）

病例处置意见：

一、请立即核实病例概况。如发现信息有误，请及时与疾病预防控制中心联系（联系电话：_____）。

二、对诊断为肺结核的学生／教职员工，按照规范要求落实休复学／休复课管理。

三、在接到本通知_____天内，根据疾病预防控制中心的要求提供患病学生／教职员工的密切接触者名单，并协助疾病预防控制中心组织密切接触者进行筛查报告工作。筛查发现的新病例或感染者，按照规范要求接受抗结核治疗或预防性治疗。

四、对患病学生／教职员工的寝宿舍、教室／办公室及其他相关公共场所进行消毒，经常开窗通风换气。

五、加强晨检及因病缺勤病因追查及登记工作，密切关注与患病学生同班级、同宿舍学生的健康状况。一旦出现肺结核可疑症状者，应立即督促其就诊，并于24小时内向疾病预防控制中心报告。

六、深入开展健康教育，宣传普及结核病防治知识，开展心理危机干预，消除师生及学生家长的恐慌心理，维护校园稳定。

根据《中华人民共和国传染病防治法》《突发公共卫生事件应急条例》以及《中国学校结核病防控指南（2020年版）》等有关规定，你单位有责任与义务配合调查，并立即采取疫情控制措施，否则将对造成的严重后果承担相应的行政和法律责任。

发生疫情单位（签章）　　　　　　疾病预防控制中心（签章）
　　年　　月　　日　　　　　　　　　年　　月　　日

本意见书一式两份，一份交学校，一份由疾病预防控制中心留存。

16.4　省市县/区学校肺结核患者接触者筛查

表 16-3　省市县/区学校肺结核患者接触者筛查一览表

患者姓名	接触者姓名	性别	年龄	现详细住址	联系电话	症状筛查		感染检测						胸部X线片检查		痰涂片检查			筛查结果	是否为预防性治疗对象	是否接受预防性治疗	是否完成预防性治疗	备注
						肺结核可疑症状	筛查日期	结核菌素试验				IGRA检测		检查日期	检查结果	留痰日期	检查方法	检查结果					
								首次检测日期	首次横径×纵径（mm）	二次检测日期	二次横径×纵径（mm）	检测日期	检测结果										

16.5 学校结核病密切接触者筛查结果判断

表 16-4 学校结核病密切接触者筛查结果判断表

患者姓名＿＿＿＿＿＿＿＿＿＿ 性别＿＿＿＿＿＿ 年龄＿＿＿＿＿＿ 住院号／门诊号＿＿＿＿＿＿＿＿＿＿

筛查对象	筛查方法及结果			选项	处理
15 岁以下	症状筛查		1. 咳嗽、咳痰等症状 2. 无症状		①第 1、3、5 项中任意 1 项被选，需检查胸部 X 线片；②选择第 4 项者，需在 3 个月后复查 TST
	免疫学检查（选择一种检查）	TST（首选）	3.TST 强阳性 4.TST ＜ 10 mm		
		IGRA	5. 阳性 6. 阴性		
15 岁及以上	症状筛查		7. 咳嗽、咳痰等症状 8. 无症状		选择第 8 项，注意症状随访
	免疫学检查（选择一种检查）	TST（首选）	9.TST 强阳性 10.TST ＜ 10 mm		①第 9 或 11 项有一项符合，加上第 13 项，可诊断 LTBI，建议预防性治疗；②选择第 14 项，进一步行痰涂片及培养等检查确诊
		IGRA	11. 阳性 12. 阴性		
	胸部 X 线片		13. 排除肺结核 14. 疑诊肺结核		
处理意见：					

医生签名：　　　年　　月　　日

16.6 学校结核病休复学条件评估

表 16-5 学校结核病休复学条件评估表

患者姓名_____ 性别_____ 年龄_____ 住院号/门诊号_____

步骤	评估要点	检查结果	选项	处理意见
休学条件	病原学检查	1. 阳性		①符合第 1～7 项中任意 1 项者均建议休学； ②符合第 1 或第 2 项者，要求全程休学
	影像学检查	2. 重症病原学阴性肺结核患者（包括有空洞/大片干酪状坏死病灶/粟粒性肺结核患者等）		
		3. 胸腔积液（需要穿刺抽液），或合并结核性脓胸、液气胸		
	症状	4. 具有明显的肺结核症状		
	其他情况	5. 气管支气管结核，需要介入治疗		
		6. 严重肺外结核病，如结核性脑膜炎等		
		7. 抗结核药物引起的中重度不良反应		
复学条件	治疗疗程	8. 经过规范治疗完成全疗程，达到治愈或治疗成功的标准		①全程休学者复学需同时满足第 8、9 项； ②非全程休学者复学需同时满足第 10、11、12 项
	细菌学检查	9. 病原学阳性者痰菌转阴		
		10. 非重症的病原学阴性者，自治疗第 3 个月末起，至少 2 次痰涂片检查均为阴性，并且至少 1 次结核分枝杆菌培养检查为阴性（每次检查的间隔时间至少满 1 个月）		
	影像学检查	11. 病灶明显吸收		
	症状	12. 症状改善		
休/复学证明书	休学证明书	肺结核患者休学诊断证明		一式三份，患病学生、结核病定点医疗机构、学校（通过疾病预防控制中心送达）各一份
	复学证明书	肺结核患者复学诊断证明		一式三份，患病学生、结核病定点医疗机构、学校各一份

16.7　肺结核患者休学诊断证明

表 16-6　肺结核患者休学诊断证明表

（正面）

姓名		性别		年龄		身份证号	
本人 联系电话			法定监护人姓名及 联系电话			姓名： 联系电话：	
						姓名： 联系电话：	
学校名称 （具体到班级）							
户口地址							
现住址							
诊断时间							
诊断结果							
是否已进行 抗结核治疗		若"是"，开始抗结核治疗时间					

根据国家卫生健康委和教育部联合下发的《中国学校结核病防控指南（2020 年版）》，符合下述休学条件，需要休学隔离治疗：

□病原学阳性肺结核患者；

□胸部 X 片显示肺部病灶范围广泛和 / 或伴有空洞 / 大片干酪状坏死病灶、粟粒性病灶的病原学阴性肺结核患者；

□具有明显的肺结核症状；

□需休学的其他情况（注明：　　　）。

医生 / 医疗专家组签名：

诊疗单位：（盖章）

年　　月　　日

复学有关事项告知

（背面）

1. 复学诊断证明应由负责学生诊疗管理的结核病定点医疗机构开具。

2. 复学条件：

（1）病原学阳性肺结核患者（含耐多药患者和利福平耐药患者）以及重症病原学阴性肺结核患者（包括有空洞 / 大片干酪状坏死病灶 / 粟粒性肺结核患者等）经过规范治疗完成全疗程，达到其治愈或完成治疗的标准。

（2）其他病原学阴性肺结核患者经过 2 个月的规范治疗后，症状减轻或消失，胸部 X 光片病灶明显吸收；自治疗第 3 个月末起，至少 2 次涂片检查均为阴性，且至少 2 次结核分枝杆菌培养检查为阴性（每次检查的间隔时间至少满 1 个月）。如遇特殊情况的患者，需由当地结核病诊断专家组综合判定。

（3）对教职员工肺结核患者的休、复课管理，可参照学生休、复学管理要求执行。

3. 患者需要在结核病定点医疗机构规范接收抗结核治疗，并按时完成病原学检查。请妥善保管全部诊疗相关资料，作为开具复学诊断证明的依据。

16.8 肺结核患者复学诊断证明

表 16-7 肺结核患者复学诊断证明表

姓名		性别		年龄		身份证号	
本人 联系电话		法定监护人姓名及 联系电话				姓名： 联系电话：	
						姓名： 联系电话：	
学校名称 （具体到班级）							
户口地址							
现住址							
治疗前 诊断结果					开始抗结核 治疗时间		
是否完成 抗结核治疗					若"是"，完成 抗结核治疗时间		
治疗肺结核 医疗机构及 治疗时间	医疗机构 1：			治疗起止时间：			
	医疗机构 2：			治疗起止时间：			
	医疗机构 3：			治疗起止时间：			

　　根据国家卫生健康委和教育部联合下发的《中国学校结核病防控指南（2020 年版）》，该患者符合下述复学条件，建议复学：

　　□病原学阳性肺结核患者以及重症病原学阴性肺结核患者（包括有空洞 / 大片干酪状坏死病灶 / 粟粒性肺结核等）经过规范治疗完成全疗程，达到其治愈或治疗成功的标准；

　　□病原学阴性肺结核患者经过 2 个月的规范治疗后，症状减轻或消失，胸部 X 线片提示病灶明显吸收，治疗第 3 个月末、第 4 个月末痰涂片检查结果均为阴性，并且至少 1 次结核分枝杆菌培养检查为阴性（每次涂片检查的间隔时间至少满 1 个月）。

后续措施和要求：

　　□学校校医或班主任应协助医疗卫生机构督促患者按时服药并定期复查；

　　□加强对患者的健康教育；

　　□一旦出现病情恶化，须立即就医；

　　□其他：_____

医生 / 诊疗专家组签名：

诊疗单位：（盖章）

年　　月　　日

参考文献

［1］国家感染性疾病临床医学研究中心，深圳市第三人民医院，《中国防痨杂志》编辑委员会.肺结核活动性判断规范及临床应用专家共识［J］.中国防痨杂志，2020，42（4）：301-307.

［2］中华医学会结核病学分会.中国耐多药和利福平耐药结核病治疗专家共识（2019年版）［J］.中华结核和呼吸杂志，2019，42（10）：733-749.

［3］中国防痨协会.耐药结核病化学治疗指南（2019年简版）［J］.中国防痨杂志，2019，41（10）：1025-1073.

［4］中华医学会结核病学分会.抗结核药物性肝损伤诊治指南（2019年版）［J］.中华结核和呼吸杂志，2019，42（5）：343-356.

［5］《中国防痨杂志》编委会，中国医疗保健国际交流促进会结核病防治分会全国耐药结核病协作组.耐药结核病化疗过程中药品不良反应处理的专家共识［J］.中国防痨杂志，2019，41（6）：591-603.

［6］唐柳生，张明，唐国林，等.柳州市区及周边地区临床分离非结核分枝杆菌的菌种分布研究［J］.检验医学与临床，2020，17（6）：736-738.

［7］谢梅英.常见致病性非结核分枝杆菌表型与基因型相关性探讨［J］.世界最新医学信息文摘，2018，18（31）：116-120.

［8］陈海强，唐柳生.119株非结核分枝杆菌感染分布及耐药分析［J］.医学信息，2014，27（6）：70-71.

［9］谢宁.2003～2008年非结核分枝杆菌感染趋势及耐药分析［J］.广西医学，2012，3（3）：355-356.

［10］银春莲.非结核分枝杆菌肺病82例临床分析［J］.中外健康文摘，2012，9（5）：111-112.

［11］张嵘，于兰，赵燕，等.广西HIV感染者呼吸道非结核分枝杆菌定植情况和临床特点分析［J］.中华实验和临床感染病杂志（电子版），2011，5（1）：8-13.

［12］周昌明，蓝如束，廖光付，等.291例HIV/AIDS患者合并分枝杆菌感染情况分析［J］.广西医学，2013，35（1）：29-31.

［13］中华医学会结核病学分会，《中华结核和呼吸杂志》编辑委员会.气管支气管结核诊断和治疗指南（试行）［J］.中华结核和呼吸杂志，2012，35（8）：581-587.

［14］中华医学会呼吸病学分会.支气管镜诊疗操作相关大出血的预防和救治专家共识［J］.中华结核和呼吸杂志，2016，39（8）：588-591.

［15］中华医学会结核病学分会，抗结核药物超说明书用法专家共识编写组.抗结核药物超说

明书用法专家共识［J］.中华结核和呼吸杂志，2018，41（6）：447-460.

［16］《中国国家处方集》编委会.中国国家处方集（化学药品与生物制品卷）［M］.北京：人民军医出版社，2010.

［17］中华医学会感染病学分会艾滋病学组，中华医学会热带病与寄生虫分会艾滋病学组.HIV合并结核分枝杆菌感染诊治专家共识［J］.中华临床感染病杂志，2017，10（2）：81-90.

［18］中华医学会糖尿病学分会.中国2型糖尿病防治指南（2017年版）［J］.中华糖尿病杂志，2018，10（1）：4-67.

［19］McIlleron H，Abdel-Rahman S，Dave J A，et al. Special Populations and Pharmacogenetic Issues in Tuberculosis Drug Development and Clinical Research［J］. The Journal of Infectious Diseases，2015，211（3）：S115-S125.

［20］中国医院协会血液净化中心管理分会专家组.中国成人慢性肾脏病合并结核病管理专家共识［J］.中国血液净化，2016，15（11）：577-586.

［21］中华医学会结核病学分会，抗结核药物超说明书用法专家共识编写组.抗结核药物超说明书用法专家共识［J］.中华结核和呼吸杂志，2018，41（6）：447-460.

［22］李亮，李琦，许绍发，等.结核病治疗学［M］.北京：人民卫生出版社，2013.

［23］北京医师协会呼吸内科专科医师分会咯血诊治专家共识编写组.咯血诊治专家共识［J］.中国呼吸与危重监护杂志，2020，19（1）：1-11.

［24］中华医学会结核病学分会结核性脑膜炎专业委员会.2019中国中枢神经系统结核病诊疗指南［J］.中华传染病杂志，2020，38（7）：400-408.

［25］国家药典委员会.中华人民共和国药典临床用药须知：2015年版化学药和生物制品卷［M］.北京：中国医药科技出版社，2017.

［26］广西壮族自治区卫生厅.广西壮族自治区医疗机构病历书写规范与管理规定：第三版［M］.南宁：广西科学技术出版社，2011.

［27］中华人民共和国国家卫生和计划生育委员会.结核病分类：WS 196-2017［S］.［2017-11-09］.http://www.nhc.gov.cn/ewebeditor/uploadfile/2017/12/20171212154717348.pdf.

［28］中华人民共和国国家卫生和计划生育委员会.肺结核诊断：WS 288-2017［S］.［2019-11-09］. http://www.nhc.gov.cn/ewebeditor/uploadfile/2017/12/20171212154852389.pdf.

［29］国家卫生健康委办公厅 教育部办公厅.中国学校结核病防控指南（2020年版）［S］.［2020-12-04］. http://www.nhc.gov.cn/cms-search/downFiles/64478e4d380741d483ba452a7e81243d.pdf.

［30］国家卫生健康委办公厅.中国结核病预防控制工作技术规范（2020年版）［S］.［2020-4-2］.http://wsjkw.gxzf.gov.cn/xxgk_49493/fdzdgk/ggws/jbkz/P020200420356691296321.pdf.

［31］中国防痨协会.病原学检测阴性肺结核诊断流程：T/CHATA 008-2020［S］.［2020-9-22］. http://www.ttbz.org.cn/Pdfs/Index/?ftype=st&pms=38800.

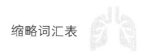

缩略词汇表

缩略词	英文名	中文名
ADA	adenosine deaminase	腺苷脱氨酶
AIDS	acquired immunodeficiency syndrome	获得性免疫缺陷综合征 / 艾滋病
ALP	alkaline phosphatase	碱性磷酸酶
ALT	alanine aminotransferase	谷丙转氨酶
Am	amikacin	阿米卡星
Amx–Clv	amoxicillin–clavulanate	阿莫西林 – 克拉维酸
APACHE	acute physiology and chronic health evaluation	急性生理与慢性健康评分
AST	aspartate aminotransferase	谷草转氨酶
AUC	area under the curve	曲线下面积
Bdq	bedaquiline	贝达喹啉
BIC	bictegravir	比克替拉韦
C	cobistitat	考比司他
Cfz	clofazimine	氯法齐明
Cln	cilastatin	西司他丁
Clr	clarithromycin	克拉霉素
Cm	capreomycin	卷曲霉素
CMV	cytomegalovirus	巨细胞病毒
COBI	cobicistat	可比司他
Cs	cycloserine	环丝氨酸
DILI	drug–induced liver injury	药物性肝损伤
Dlm	delamanid	德拉马尼
DRV	darunavir	达芦那韦
DST	drug susceptibility testing	药物敏感试验
DTG	dolutegravir	多替拉韦
EBV	epstein–barr virus	EB 病毒
EFV	efavirenz	依非韦伦

续表

缩略词	英文名	中文名
EMB/E	ethambutol	乙胺丁醇
ESPEN	european society for parenteral and enteral nutrition	洲肠内肠外营养学会
Eto	ethionamide	乙硫异烟胺
EVG	elvitegravir	艾维雷韦
FDC	fixeddose combination	固定剂量复合制剂
FPV	fosamprenavir	福沙那韦
FQs	fluoroquinolones	氟喹诺酮类
FTC	emtricitabine	恩曲他滨
HAV	hepatitis a virus	甲型肝炎病毒
HBV	hepatitis b virus	乙型肝炎病毒
HCG	human chorionic gonadotropin	人绒毛膜促性腺素
HCV	hepatitis c virus	丙型肝炎病毒
HIV	human immunodeficiency virus	人类免疫缺陷病毒
HSV	herpes simplex virus	单纯疱疹病毒
IGRA	interferon-γ release assay	γ干扰素释放试验
Imp	imipenem	亚胺培南
INH/H	isoniazid	异烟肼
INR	international normalized ratio	国际标准化比值
Km	kanamycin	卡那霉素
LDH	lactate dehydrogenase	乳酸脱氢酶
Lfx	levofloxacin	左氧氟沙星
LPV	lopinavir	洛匹那韦
LTBI	latent tuberculosis infection	结核潜伏感染
Lzd	linezolid	利奈唑胺
Mfx	moxifloxacin	莫西沙星
Mpm	meropenem	美罗培南
MTB	mycobacterium tuberculosis	结核分枝杆菌

续表

缩略词	英文名	中文名
NAC	N- acetylcysteine	N- 乙酰半胱氨酸
NRS	nutritional risk screening	营养风险筛查
NTM	nontuberculous mycobacteria	非结核分枝杆菌
NVP	nevirapine	奈韦拉平
Pa	pasiniazid	帕司烟肼 / 对氨基水杨酸异烟肼
PAS	para-aminosalicylic acid	对氨基水杨酸
PBC	primary biliary cirrhosis	原发性胆汁性胆管炎
PI	protease inhibitor	蛋白酶抑制剂
PK	pharmacokinetic	药物代谢动力学
PPD	tuberculin purified protein derivative	结核菌素纯蛋白衍生物
PSC	primary sclerotic cholangitis	原发性硬化性胆管炎
PT	prothrombin time	凝血酶原时间
PTA	prothrombin activity	凝血酶原活动度
Pto	protionamide	丙硫异烟胺
PZA/Z	pyrazinamide	吡嗪酰胺
r	ritonavir	利托那韦
RAL	isentress	拉替拉韦
Rfb	rifabutin	利福布汀
RFP/R	rifampicin	利福平
RFT	rifapentine	利福喷丁
RPV	rilpivirine	利匹韦林
RUCAM	the roussel uclaf causality assessment method	因果关系评价法
Sm	streptomycin	链霉素
TBIL	total bilirubin	总胆红素
TDF	tenofovir disoproxil fumarate	替诺福韦
TST	tuberculin skin test	结核菌素皮肤试验
ULN	upper limits of normal	正常值上限